Scalp Acupuncture Lines
Atlas of Clinical Anatomy

頭鍼
臨床解剖マップ

王 暁明 著

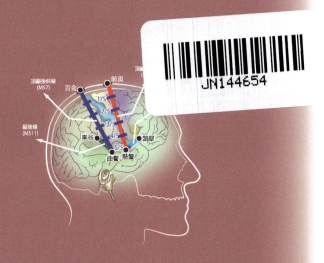

This book was originally published in Japanese
under the title of :

TOUSHIN RINSYOU KAIBOU MAPPU
(Atlas of Clinical Anatomy and Scalp Acupuncture Lines)

WANG, Xiaoming
Professor, Teikyo Heisei University

© 2015 1st ed.

ISHIYAKU PUBLISHERS, INC.
7-10, Honkomagome 1 chome, Bunkyo-ku,
Tokyo 113-8612, Japan

序　歳寒三友
―経穴・耳穴・頭鍼―

　松竹梅は「歳寒三友」と言われる．風雪や厳しい寒さを凌ぎ，希望となる緑を保つ松竹と，厳冬の中で凛々として花を開き，いち早く春を告げる梅は，古来より愛されている．松竹梅のように十四経脈経穴，耳穴，頭鍼も，古今東西，悠久な歳月の流れを問わず旺盛な生命力を保っている．それゆえに，上梓した《経穴臨床解剖マップ》，《耳穴臨床解剖マップ》に本書《頭鍼臨床解剖マップ》を加える姉妹3書は，歳寒三友を直喩し現代や未来の鍼灸医療の発展に寄与したい．

　頭鍼療法は，1950年末に始まり，方氏頭鍼，湯氏頭鍼，朱氏頭鍼，焦氏頭鍼，林氏頭鍼，劉氏頭鍼および山元氏新頭鍼などの諸説があるが，頭皮上にみる大脳皮質の機能局在は解剖生理の理論と共通している．臨床では，脳疾患をはじめ，鎮静，鎮痛および運動や感覚障害の改善に用いている．1983年に中国鍼灸学会は「頭皮鍼刺激部位国際標準化」を提案し，1984年6月に東京で開催されているWHO/WPRO（WHO西太平洋地域事務局）会議で，「頭皮鍼穴名称国際標準」として同意が得られ，1989年11月にWHOが主催する「鍼灸経穴部位国際標準化」の会議で頒布された．

　本書は，臨床頭鍼に焦点をあて，WHO/WPRO国際頭皮鍼穴名称およびその頭鍼に関する解剖生理をイラストで示している．臨床編では，できるかぎり今までの頭鍼臨床を集大成し，その処方をまとめている．

　歳寒三友，著者と読者との絆をつなぐのは，編集者の心労によるものである．この十数年の間に《経穴マップ》（第1版）をはじめ数多くの出版に尽力して頂いた医歯薬出版竹内 大氏が新春一月に円満に退職される．本書が竹内氏にとって最後の仕事となることに感慨無量である．衷心より「お疲れ様・ありがとう」と表したい．

2015年立春

王　暁明
豊洲にて

本書の使い方

1. **第1章と第2章**：頭鍼の沿革，頭部の解剖などは臨床頭鍼を理解する基礎的な知識である．カラーアトラスで示したが，体表解剖に焦点を当てている．
2. **第3章**：WHO/WPRO頭皮鍼穴名称国際標準（1989年案）は，部位別にレンズ・アップで編集している．頭鍼の日本語訳に関する統一した表記はないが，WHO/WPRO頭皮鍼穴名称国際標準（1989年案）に準ずる表記を採択する．その名称は，姉妹書である《カラー版・経穴マップ》(医歯薬出版，2013.3，第2版第1刷)の頭鍼と異なる点もあるが，本書に準じたい．
3. **第4章**：頭鍼臨床に関する刺入法，頭鍼臨床でよく利用する治療法および禁忌などをまとめている．
4. **第5章**：頭鍼臨床について，できる限り今までの頭鍼臨床の特徴を集大成し，現代医学に従い疾患別に編集している．各疾患別にみる処方は重複していることもあるが，「異病同治」は鍼灸療法の特徴といえる．
5. **第6章**：諸氏の頭鍼療法を簡潔にまとめている．
6. **巻　末**：補足として，経頭蓋磁気刺激法，反復経頭蓋磁気刺激法を取り上げている．

目　次

序　歳寒三友——経穴・耳穴・頭鍼／iii
本書の使い方／iv

第1章　頭鍼の概説 ───── 1

1. 頭鍼とは ………………………………………………………… 2
2. 頭鍼の沿革と流派 ……………………………………………… 3
3. 頭鍼の古典説 …………………………………………………… 4
4. 頭鍼の現代説 …………………………………………………… 6

第2章　頭鍼の基礎 ───── 9

1. 頭蓋骨(前面) …………………………………………………… 10
2. 頭蓋骨(側面) …………………………………………………… 12
3. 頭蓋骨(頭頂面) ………………………………………………… 14
4. 頭蓋骨(後面) …………………………………………………… 16
5. 大脳半球の葉(外側面) ………………………………………… 18
6. ブロードマンの領野(外側面) ………………………………… 19
7. 大脳皮質の体性感覚野 ………………………………………… 20
8. 中心後回(一次体性感覚野)への人体配分 …………………… 21
9. 大脳皮質の運動野 ……………………………………………… 22
10. 中心前回(一次運動野)への人体配分 ………………………… 23
11. 頭部の動脈 ……………………………………………………… 24
12. 頭部の静脈 ……………………………………………………… 25
13. 頭部の神経知覚域 ……………………………………………… 26
14. 頭部の横断面 …………………………………………………… 29
15. 脳機能野の体表区画 …………………………………………… 30

第3章　頭鍼の部位 ───── 31

1. 額　区 …………………………………………………………… 32
2. 側頭区 …………………………………………………………… 36
3. 頭頂区 …………………………………………………………… 40
4. 後頭区 …………………………………………………………… 44

第4章　頭鍼の刺法 ———————————— 49
1. 鍼具と刺入法 …………………………………………………… 50
2. 手　技 …………………………………………………………… 51
3. 鍼　法 …………………………………………………………… 52
4. 電気パルス（電鍼法） ………………………………………… 53
5. 皮内鍼 …………………………………………………………… 54
6. 刺絡（瀉血） …………………………………………………… 55
7. 禁忌・不良反応・過誤 ………………………………………… 56

第5章　頭鍼の臨床 ———————————— 57
1. 精神疾患の頭鍼療法 …………………………………………… 58
   ### 1. 精神疾患
   1. 認知症／59　2. 統合失調症／59　3. パニック障害／60
   4. 強迫性障害（強迫神経症）／60　5. 心的外傷後ストレス障害／61
   6. 摂食障害／61　7. 身体化障害・疼痛性障害・心気症／62
   8. 睡眠障害／62　9. 心身症／63　10. 薬物依存／63
   11. アルコール依存症・ニコチン依存症／64　12. 心臓神経症／64
   13. 性機能障害（勃起障害）／65　14. チック障害／65　15. てんかん／66
2. 神経・筋疾患の頭鍼療法 ……………………………………… 67
   ### 2. 神経・筋疾患
   1. 一過性脳虚血発作（TIA）／68　2. 脳卒中／68　3. 頭部外傷後遺症／69
   4. ハンチントン病／69　5. パーキンソン病／70　6. 自律神経障害／70
   7. 痙性対麻痺／71　8. 筋萎縮性側索硬化症／71
   9. アテトーシス・ジストニー・片側バリズム／72　10. ミオクローヌス／72
   11. メージュ症候群／73　12. 多発ニューロパチー／73
   13. ギラン・バレー症候群／74　14. 特発性顔面神経麻痺（ベル麻痺）／74
   15. 周期性四肢麻痺／75　16. 重症筋無力症／75
   17. 視床痛（中枢性疼痛）／76　18. 頭痛／76
   19. 三叉神経痛・舌咽神経痛・後頭神経痛／77
   20. 肋間神経痛・坐骨神経痛／77　21. めまい／78　22. メニエール病／78
   23. 乗り物酔い（動揺病）／79　24. 本態性振戦／79

3. 環境・職業因子による疾患の頭鍼療法 ………………………………………… 80
   - 3. 環境・職業因子による疾患
     1. 急性放射線障害／81 2. 高山病／81 3. 振動障害／82
     4. VDT作業による障害／82 5. 職場不適応症／83

4. 整形外科疾患の頭鍼療法 ……………………………………………………… 84
   - 4. 整形外科疾患
     1. 腰痛症／85 2. 腰椎椎間板ヘルニア／86
     3. 腰椎変形性脊椎症・脊柱管狭窄症／86 4. 膝関節の症候／87
     5. 下腿の症候／88 6. 足関節の症候／89
     7. 頸椎症性脊髄症・頸部神経根症／90 8. 頸椎捻挫／90
     9. 五十肩・腱板断裂(損傷)／91 10. 胸郭出口症候群／91
     11. 頸肩腕症候群・肩こり／92 12. 肘関節の疾患／93
     13. 手関節の症候／94

5. 泌尿器系疾患の頭鍼療法 ……………………………………………………… 95
   - 5. 泌尿器系疾患
     1. 腎・尿管結石／96 2. 膀胱炎／96 3. 神経因性膀胱／97
     4. 前立腺炎症候群／97 5. 排尿障害／98 6. 腎透析のケア／98

6. 産婦人科疾患の頭鍼療法 ……………………………………………………… 99
   - 6. 産婦人科疾患
     1. 月経前症候群／100 2. 月経異常・月経困難症／100
     3. 帯下・外陰そう痒・外陰痛／101 4. 乳房痛／101
     5. 妊娠悪阻・妊娠腰痛・坐骨神経痛／102 6. 更年期障害／102

7. 皮膚疾患の頭鍼療法 …………………………………………………………… 103
   - 7. 皮膚疾患
     1. アトピー性皮膚炎／104 2. 接触皮膚炎／104 3. 皮膚そう痒症／104
     4. じん麻疹／105 5. 虫さされ・ストロフルスによる痒疹／105
     6. 薬疹／105 7. 単純疱疹・帯状疱疹／106
     8. 多汗症・汗疱(異汗性湿疹)・汗疹(あせも)／106
     9. ベーチェット病／107 10. 脱毛症／107

8. 眼科・耳鼻咽喉科疾患の頭鍼療法 …………………………………………… 108
   - 8. 眼科・耳鼻咽喉科疾患
     1. 眼精疲労／109 2. ドライアイ／109 3. 眼瞼下垂／110
     4. その他の眼症候／110 5. 咽喉症候／111 6. 耳鳴・難聴／111
     7. 花粉症・アレルギー性鼻炎／112

9. 小児疾患の頭鍼療法 …………………………………………………… 113

　9. 小児疾患

　　1. 小児てんかん／114　2. 小児の重症筋無力症／114
　　3. 小児の注意欠如・多動性障害／115　4. 脳性麻痺・小児麻痺／115
　　5. 言葉の遅れ／116　6. 夜驚症／116　7. 夜尿症／116

10. 内科疾患の頭鍼療法 …………………………………………………… 117

　10. 内科疾患

　　1. 倦怠感／118　2. 冷え性(症)・ほてり，のぼせ／118
　　3. 高血圧・低血圧／119　4. 食欲不振・肥満・やせ／119
　　5. かぜ症候群・咳嗽・痰・喘息／120　6. 動悸・息切れ・胸痛／120
　　7. いびき／121　8. 胸焼け・げっぷ・悪心，嘔吐／121
　　9. 胃痛・胃不快感／122　10. 腹痛／122　11. 下痢・便秘／123
　　12. 糖尿病／123　13. バセドウ病／124　14. 痛風／124
　　15. 関節リウマチ(RA)／125　16. 全身性エリテマトーデス(SLE)／125

11. 緩和医療の頭鍼療法 …………………………………………………… 126

　11. 緩和医療

　　1. がん／127

第6章　諸氏の頭鍼療法 ―――――――――――― 129

　1. 焦氏頭鍼 ……………………………………………………………… 130
　2. 朱氏頭鍼 ……………………………………………………………… 136
　3. 方氏頭鍼 ……………………………………………………………… 140
　4. 湯氏頭鍼 ……………………………………………………………… 144
　5. 林氏頭鍼 ……………………………………………………………… 148
　6. 劉氏頭鍼 ……………………………………………………………… 150
　7. 山元氏頭鍼 …………………………………………………………… 156

補足．頭鍼療法と，経頭蓋磁気刺激，反復経頭蓋磁気刺激 ………………… 158
付．主要参考図書 ……………………………………………………………… 160
索　　引 ………………………………………………………………………… 161

第１章　頭鍼の概説

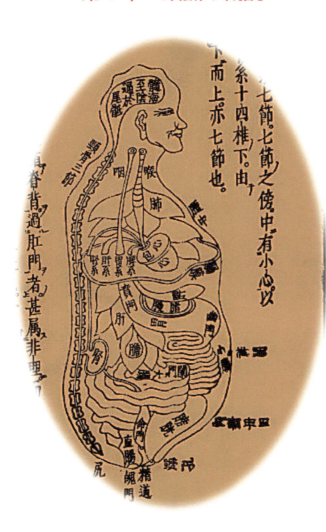

1-1. 頭鍼とは

1. 頭鍼の概要

　頭鍼（Scalp Acupuncture）は頭皮鍼ともいう．頭皮上に，中心溝の前方に一次体性運動野，中心溝の後方に一次体性感覚野など，大脳皮質の機能局在を，そのままに投影する．病状に対応した特定の部位に鍼刺激や通電刺激などを行う治療法である．

　臨床的には，脳血管障害をはじめとした脳疾患や疼痛への治療に用いることが多い．

2. 刺激区域と名称

　WHO/WPRO（WHO西太平洋地域事務局）が定めた国際標準頭鍼（案）は額区（前頭区），頭頂区，側頭区，枕区（後頭区）の4区14線となる．

● 頭鍼の名称4区14線（Scalp Acupuncture Lines）

4区	14線
1. 額区（前頭区）	① 額中線（MS1） ② 額旁Ⅰ線（MS2，額側Ⅰ線） ③ 額旁Ⅱ線（MS3，額側Ⅱ線） ④ 額旁Ⅲ線（MS4，額側Ⅲ線）
2. 頭頂区	① 頂中線（MS5，頭頂線） ② 頂旁Ⅰ線（MS8，頭頂Ⅰ線） ③ 頂旁Ⅱ線（MS9，頭頂Ⅱ線）
3. 側頭区	① 頂顳前斜線（MS6） ② 頂顳後斜線（MS7） ③ 顳前線（MS10） ④ 顳後線（MS11）
4. 枕区（後頭区）	① 枕上正中線（MS12） ② 枕上旁線（MS13，枕上側線） ③ 枕下旁線（MS14，枕下側線）

※旁：傍と通用する．かたわら．
MS：microsystemの略称．

1-2. 頭鍼の沿革と流派

1. 頭鍼の沿革

　頭鍼は鍼灸医療の微鍼療法に分類されている．
　1950年代末中国・陝西省の方雲鵬，60年代中国・上海の湯頌延が頭鍼治療の皮切りである．70年代～80年代には，中国・山西省の焦順発，中国・北京朱明清，中国・上海の林学俭，中国・広東省の劉柄権，日本の山元敏勝も各々頭鍼療法を考案している．
　1983年中国鍼灸学会は「頭皮鍼刺激部位国際標準化」を提案し，1984年6月東京で開催されたWHO/WPRO（WHO西太平洋地域事務局）会議において，「頭皮鍼穴名称国際標準化」として同意がえられている．1989年11月には，WHOが主催する「鍼灸経穴部位国際標準化」の会議で頒布された．

2. 頭鍼の流派

● 頭鍼の主な流派と概要

	概要
1. 焦順発	中医学の経絡学説と大脳皮質の投影を融合し，「運動区」，「感覚区」，「舞踏震戦控制区」などの14頭部刺激部位（区）を定める．刺激法は，快速刺入を特徴としている．
2. 朱明清	頭部の矢状線を軸にし，9刺激帯を定め，200回/分の快速的捻鍼刺激を特徴とする．
3. 方雲鵬	「伏象」（運動中枢），「伏臓」（感覚中枢）を軸にして4区11刺激点を定める．刺激法として，直刺や斜刺に捻鍼を加えている．
4. 湯頌延	中医学の臓象学説と大脳皮質の投影を融合し，頭部を陰面と陽面の2つに分ける．刺激法として，浅刺激と長時間の置針を唱えている．
5. 林学俭	大脳皮質の機能野や脳血流から得られた治療ポイントを，小児脳性麻痺などの疾患や頭部外傷のリハビリテーションに応用している．
6. 劉柄権	「周易」の九宮八卦説と頭部の経穴を融合し，百会穴を基準点にして小児脳性麻痺などの疾患や脳卒中のリハビリテーションに応用している．
7. 山元敏勝	前額部を基本部位とし，YNSA基礎点を軸にする．

1-3. 頭鍼の古典説（1）

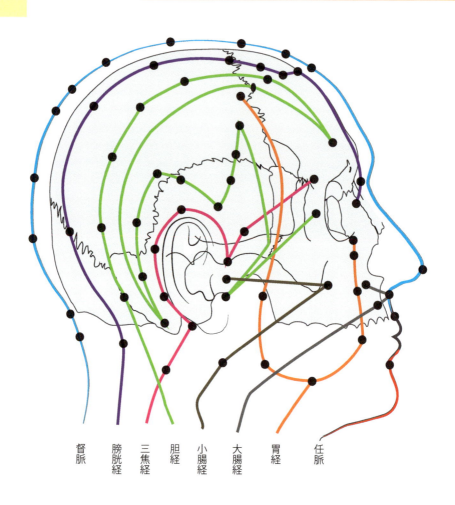

督脈　膀胱経　三焦経　胆経　小腸経　大腸経　胃経　任脈

頭鍼の古典説

　《霊枢・邪気臓腑病形編》では、「十二経脈，三百六十五絡脈はその血気がすべて顔面へ上がり，空竅に入る」と記載している．
　「空竅」とは頭の内部を意味する．十二経脈の中では，足陽明胃経脈は顔面，頭部の前面を，足太陽膀胱経脈は前額部，頭頂および後頭部を，手や足の少陽経脈は側頭部を流注している．

1-3. 頭鍼の古典説（2）

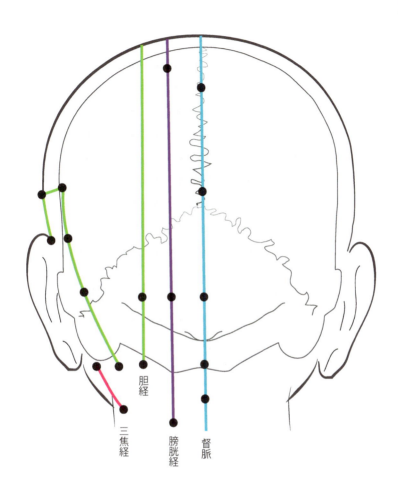

　奇経八脈の中では，督脈は後頭部，頭頂および前額部を走り，陰蹻脈と陽蹻脈は風府穴に合して脳に入る．
　他の経脈は直接，または絡脈，経筋等を介して頭部と脳に通じる．
　これらの頭部の経脈経穴は，頭鍼療法の古典理論の根拠となる．

1-4. 頭鍼の現代説（1）

古典の経脈理論や頭部経穴の臨床治験に加え，脳の解剖生理に関する理論は頭鍼に大きな影響を与えている．WHO/WPROは，大脳皮質の機能野が頭皮へと投影することを基準にして4区14線の頭鍼療法の区域を定めた．

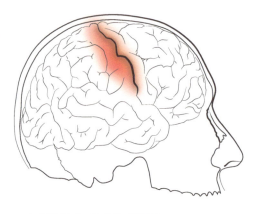

中心後回（一次体性感覚野）

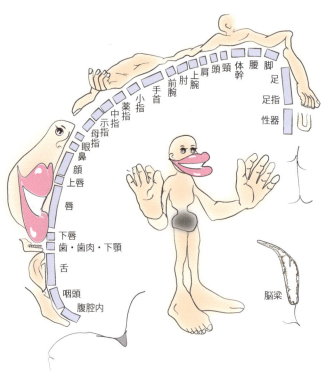

中心後回（一次体性感覚野）への
人体の配置と割合

第1章 頭鍼の概説

1-4. 頭鍼の現代説（2）

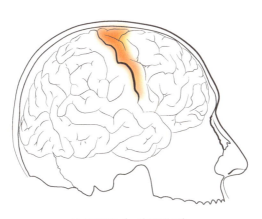

中心前回（一次運動野）

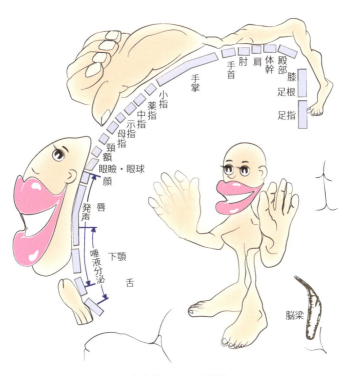

中心前回（一次運動野）への
人体の配置と割合

第1章　頭鍼の概説

第2章　頭鍼の基礎

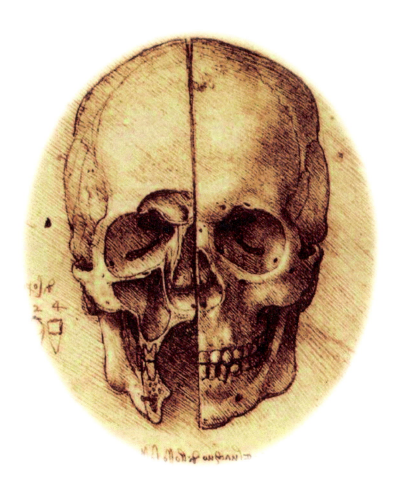

2-1. 頭蓋骨（前面1）

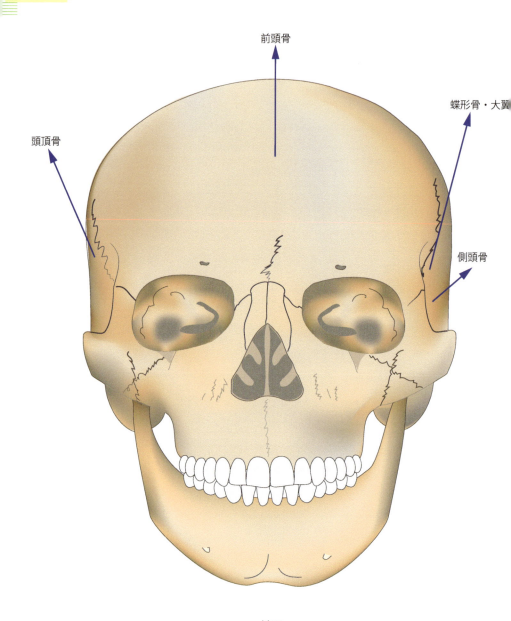

前面

2-1. 頭蓋骨（前面2）

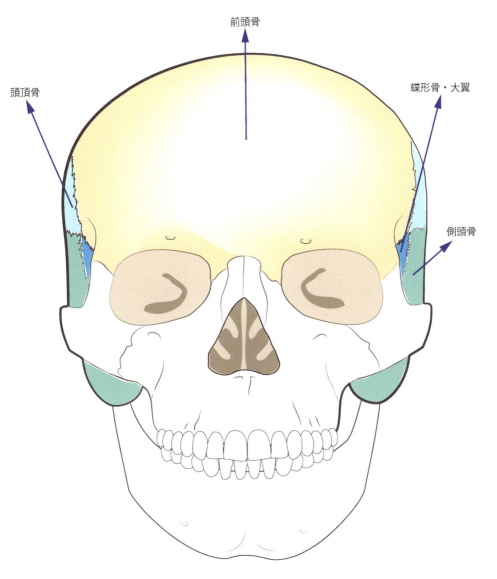

カラーによる頭蓋骨の区分（前面）

2-2. 頭蓋骨（側面1）

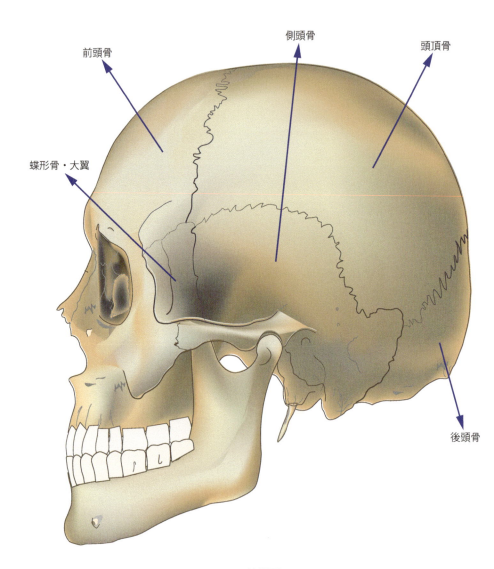

外側面

2-2. 頭蓋骨（側面2）

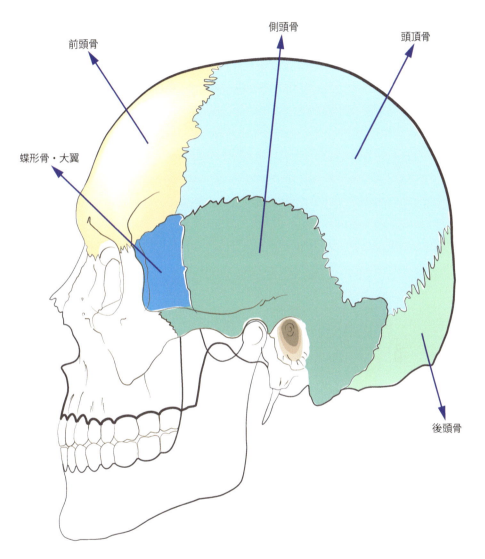

カラーによる頭蓋骨の区分（外側面）

2-3. 頭蓋骨（頭頂面1）

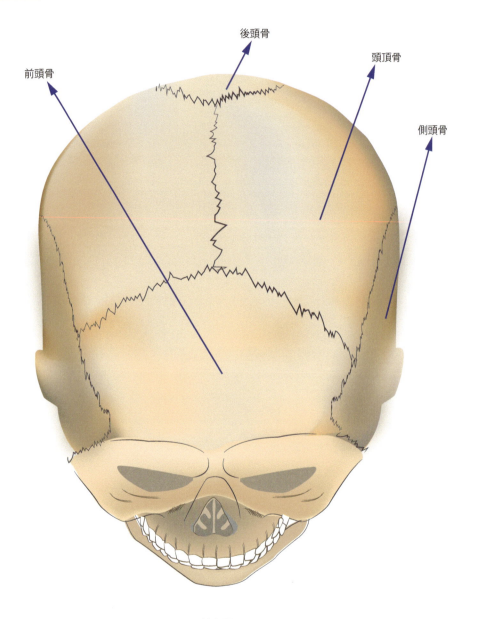

前上面

第2章　頭鍼の基礎

2-3. 頭蓋骨（頭頂面２）

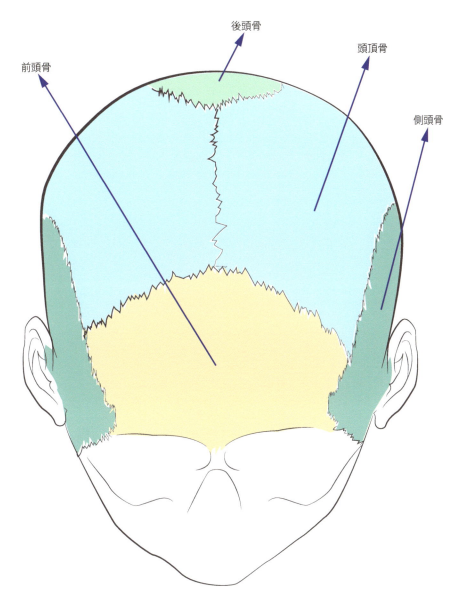

カラーによる頭蓋骨の区分（前上面）

第２章　頭鍼の基礎

2-4. 頭蓋骨(後面1)

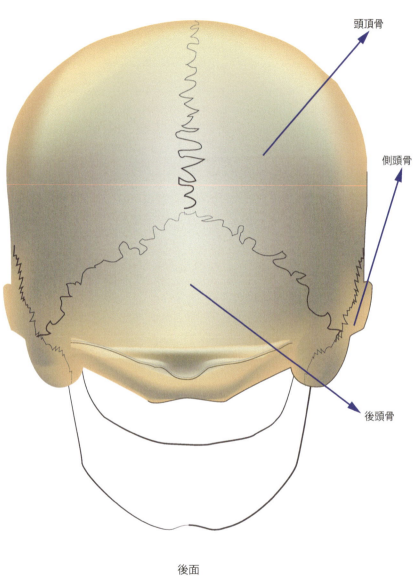

後面

2-4. 頭蓋骨（後面2）

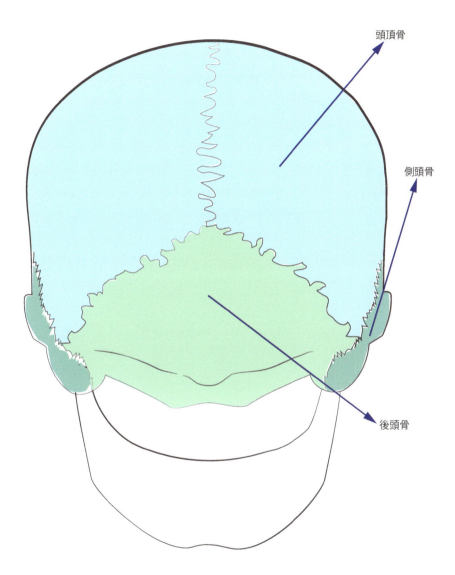

カラーによる頭蓋骨の区分（後面）

2-5. 大脳半球の葉（外側面）

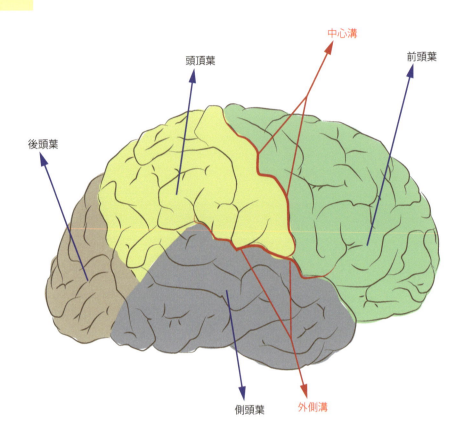

外側面

● 脳　葉

　頭蓋部分に対応して，大脳外側面では前頭葉，頭頂葉，後頭葉，側頭葉を区分する．また，外側溝底部に島葉がある．

　中心溝は大脳半球の外側面で半球上縁やや後部より前下方へ斜めに下降し，前頭葉と頭頂葉の境界となる．中心溝の前方に中心前回（一次運動野），後方に中心後回（一次体性感覚野）が存在する．

　外側溝は外側面で側頭葉と頭頂葉を分ける．

2-6. ブロードマンの領野（外側面）

脳地図とも言われる．大脳皮質組織の神経細胞を機能的に分類し，脳機能局在を52の皮質領野で示している．

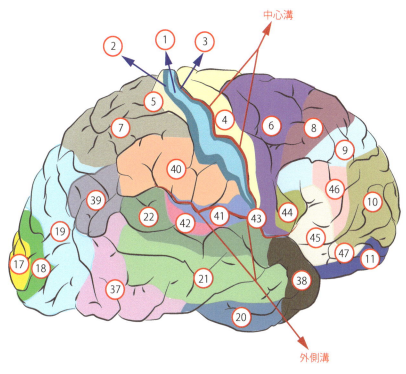

外側面

● ブロードマンの領野（外側面のみ）

皮質領野	1, 2, 3野	4野	5野	6野	7野	8野	9野
脳機能局在	一次体性感覚野	一次運動野	体性感覚連合野	前運動野，補足運動野	体性感覚連合野	前頭眼野	前頭前野背外側部
	10野	11野		17野	18野	19野	20野
	前頭極	眼窩前頭野		一次視覚野	二次視覚野	視覚連合野	下側頭回
	21野	22野		37野	38野	39野	40野
	中側頭回	上側頭回		紡錘状回	側頭極	角回	縁上回
	41, 42野	43野	44野	45野	46野	47野	
	一次聴覚野	一次味覚皮質	下前頭回弁蓋部	下前頭回三角部	前頭前野背外側部	下前頭前野	

第2章　頭鍼の基礎

2-7. 大脳皮質の体性感覚野

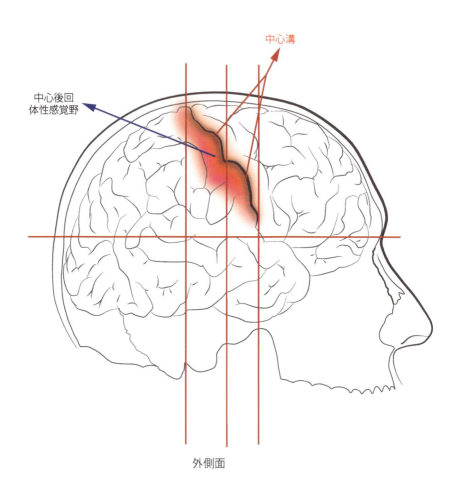

　一次体性感覚野は，大脳皮質の頭頂葉の中心後回にある．一次体性感覚野はブロードマンの，3, 2, 1野からなる．一次体性感覚野からは，直接または間接に前頭葉の運動関連領野への投射があり，随意運動の調節に必要な感覚情報を送っている．

2-8. 中心後回（一次体性感覚野）への人体配分

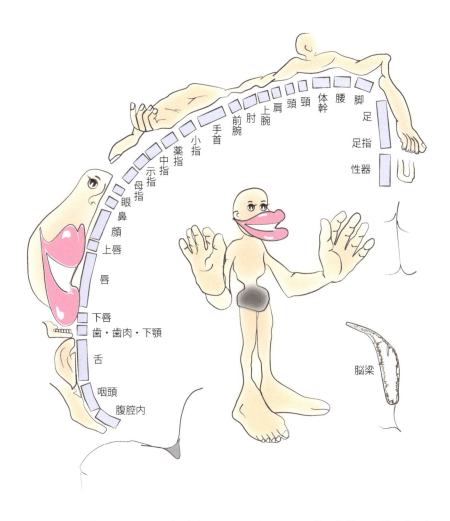

　一次体性感覚野では，大脳半球内側面より外側へ，下肢，体幹，上肢，顔面および口腔の順で身体部位の局在を投影している．手指や顔面のように識別能力の高い部位には，他の身体部位に比べてかなり広い領域をもつことを特徴としている．

2-9. 大脳皮質の運動野

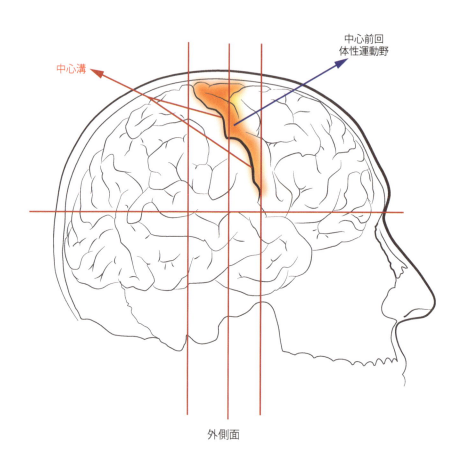

 一次運動野とは，前頭葉の中心前回にあり，ブロードマンの4野に相当する．より高次の運動制御に関わる領野として，運動前野，補足運動野，補足運動前野，運動性帯状皮質などが含まれる．
 また，急速眼球運動に関わる前頭眼野，あるいは運動性の言語中枢であるブローカ領野なども，広い意味で皮質の運動中枢といえる．

2-10. 中心前回（一次運動野）への人体配分

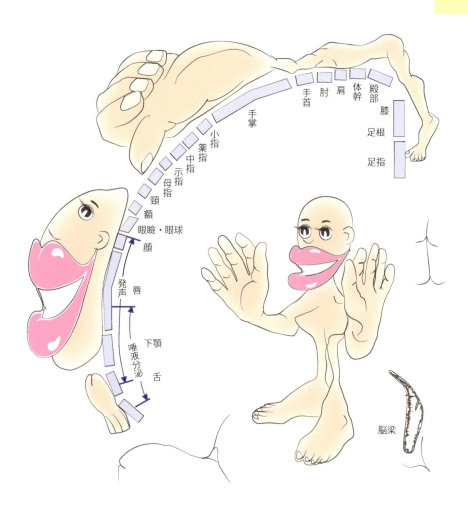

　一次運動野は，一次体性感覚野と同様，身体各部が半球内側上方から外側下方に向けて反対側の下肢，体幹，上肢，顔，舌の順に配列される．言語や手の機能に関連する部分の面積が広い．

2-11. 頭部の動脈

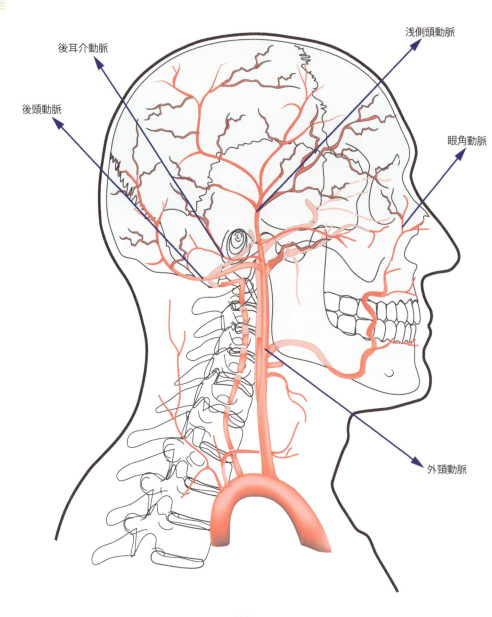

外側面

第2章 頭鍼の基礎

2-12. 頭部の静脈

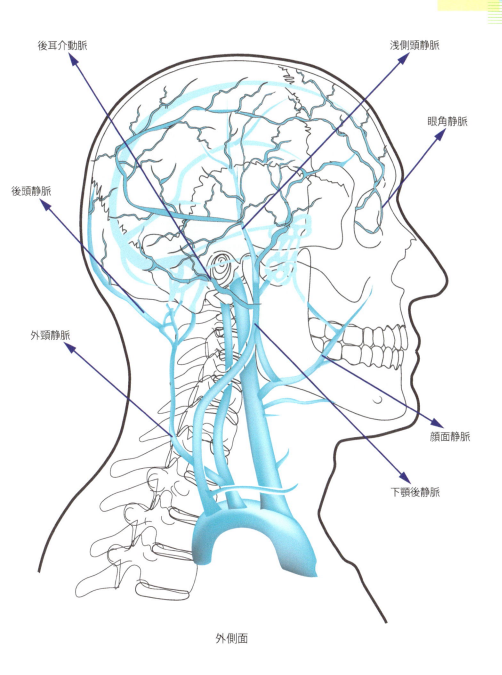

外側面

第2章 頭鍼の基礎

2-13. 頭部の神経知覚域（1）

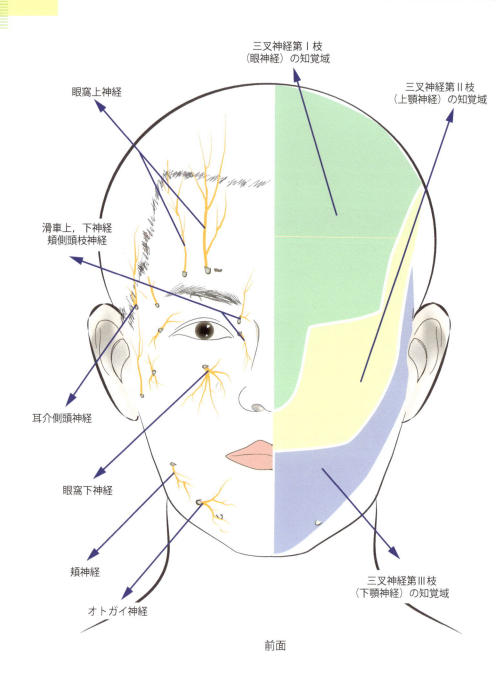

前面

2-13. 頭部の神経知覚域（2）

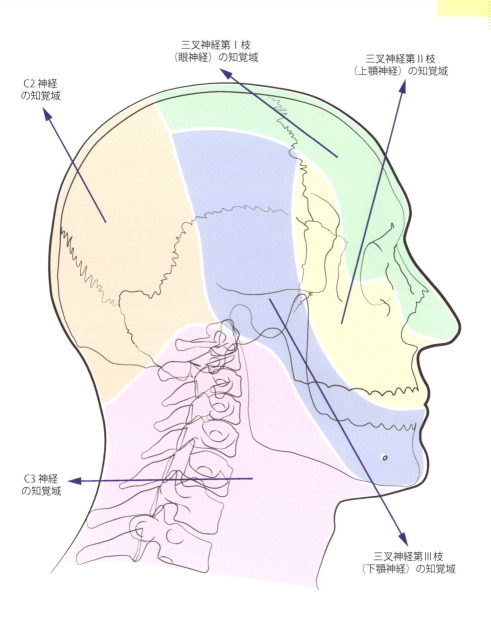

外側面

2-13. 頭部の神経知覚域（3）

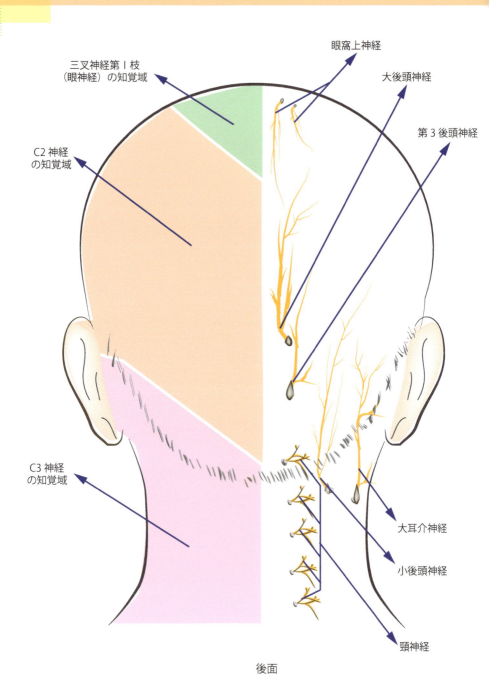

後面

2-14. 頭部の横断面

頭頂部を通る冠状断（前頭断）である．

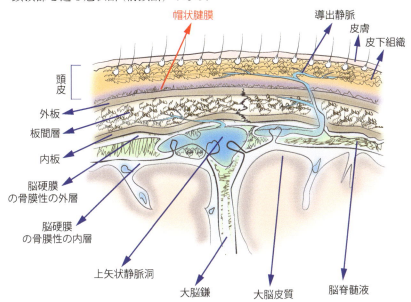

● 頭　皮

頭蓋冠を被い，皮膚，皮下組織，帽状腱膜，疎性結合組織および骨膜の5つの層から構成する．

・皮膚には髪の毛が生え，毛とともに多くの毛包腺があり，豊富な血流が供給されている．
・皮下組織は脂肪組織を含む密性結合組織である．強靭な組織で，血管に富む．上層の皮膚と下層の帽状腱膜を強く結合する．
・帽状腱膜は，頭蓋冠を被う扁平な腱膜である．前方は前頭筋，後方は後頭筋につながり，緻密な線維状組織の丈夫な層である．頭鍼を刺入する深さは帽状腱膜までで，その目安となる．
・疎性結合組織は皮膚，皮下組織と帽状腱膜の3層と骨膜をゆるく結合する層である．感染，血腫になりやすい部位で，頭鍼時には注意を要する．
・骨膜は頭骨を被う．骨との結合はゆるめであるが，縫合では緻密に結合する．

狭義の頭皮は皮膚，皮下組織および帽状腱膜の3層からなり，緻密に結合している．

● 頭皮への血液循環（p24, 25参照）

5本の動脈は，皮下組織層を走る．前頭部へ血流を供給するのは内頸動脈から分岐する滑車上動脈と眼窩上動脈の2本である．前頭部から側頭部，頭頂部および後頭部に分布するのは外頸動脈からの浅側頭動脈，後耳介動脈および後頭動脈の3本である．

静脈は同名の動脈に随伴しているが，頭蓋の内外を交通するものは導出静脈といい，頭蓋外部の炎症が頭蓋内に拡散する経路となり，頭鍼時には注意を要する．

● リンパ

前頭部，頭頂部および側頭部からのリンパは浅耳下腺リンパ節へ，後頭部からのリンパは後頭リンパ節，耳介後リンパ節に注ぐ．

2-15. 脳機能野の体表区画

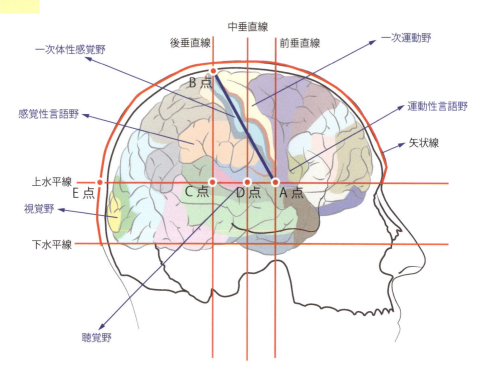

● 頭鍼治療のためのライン

　頭鍼治療の部位を定めるために頭蓋冠を6本のラインに区画する．

・**矢状線**：鼻根と後頭隆起の中点とを通るライン．
・**下水平線**：眼窩下縁と外耳道上縁とを結ぶライン．
・**上水平線**：下水平線と平行し，眼窩上縁を通るライン．
・**前垂直線**：下水平線と直交し，頬骨弓の中点を通るライン．
・**中垂直線**：下水平線と直交し，下顎頭（下顎骨の関節突起）を通るライン．
・**後垂直線**：下水平線と直交し，乳様突起関節の後縁を通るライン．

● 主要な大脳機能野の投影

・**中心溝**：前垂直線と上水平線との交点をA点とし，後垂直線と矢状線との交点をB点とする．A点とB点を結ぶ斜線は中心溝を投影する．
・**一次運動野**：中心溝の前方1.5寸の区域にある．
・**一次体性感覚野**：中心溝の後方1.5寸の区域にある．
・**運動性言語野**：前垂直線と上水平線との交点（A点）の前上方にある．
・**感覚性言語野**：後垂直線と上水平線との交点（C点）の後上方にある．
・**聴覚野**：中垂直線と上水平線との交点（D点）の下方にある．
・**視覚野**：矢状線，外後頭隆起と上水平線との交点（E点）の下方にある．

第3章　頭鍼の部位

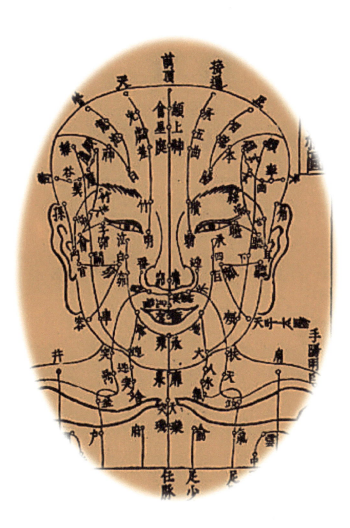

3-1. 額 区（1）

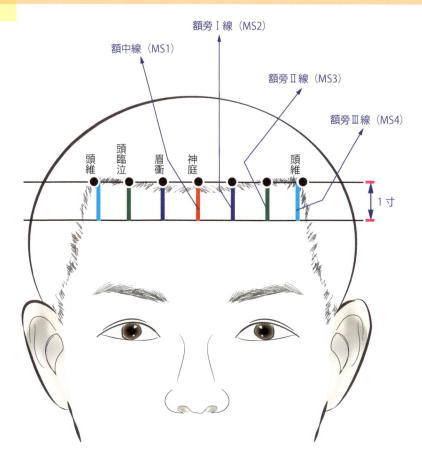

前面

部位	頭鍼名称	取穴法
額区	額中線 (MS1)	前正中線上，神庭（督脈）を基点にし下方へ1寸の垂直線.
	額旁Ⅰ線 (MS2，額側Ⅰ線)	内眼角の直上，眉衝（膀胱経）を基点にし下方へ1寸の垂直線.
	額旁Ⅱ線 (MS3，額側Ⅱ線)	瞳孔の直上，頭臨泣（胆経）を基点にし下方へ1寸の垂直線.
	額旁Ⅲ線 (MS4，額側Ⅲ線)	頭維（胃経）内側の0.75寸を基点にし下方へ1寸の垂直線.

3-1. 額 区(2)

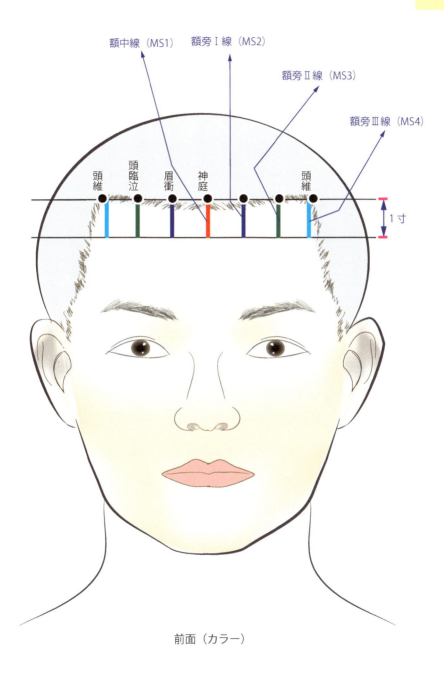

前面（カラー）

第3章 頭鍼の部位

3-1. 額 区(3)

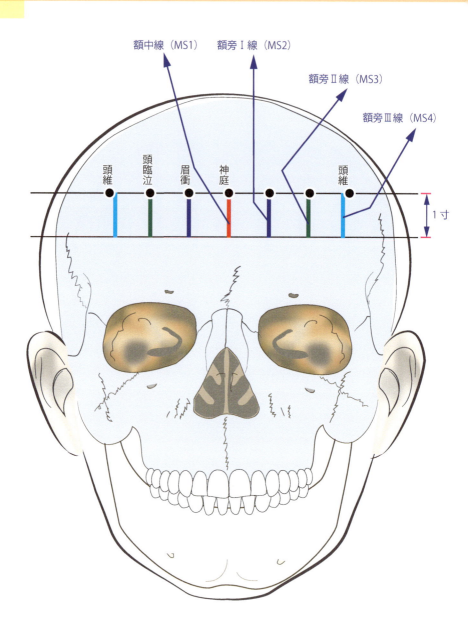

前面（頭蓋骨標識）

第3章 頭鍼の部位

3-1. 額 区 (4)

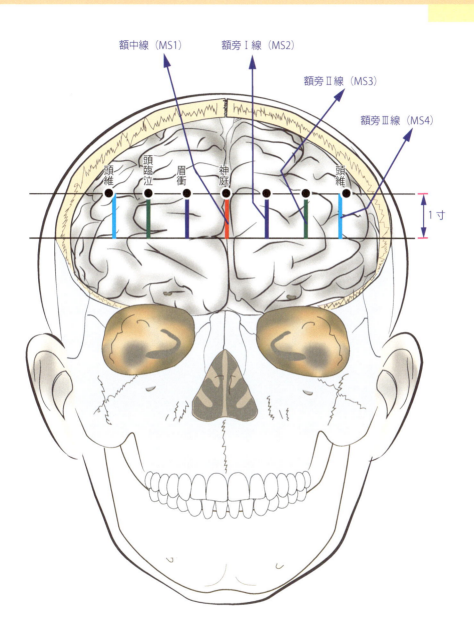

前面（大脳皮質の体表標識）

3-2. 側頭区（1）

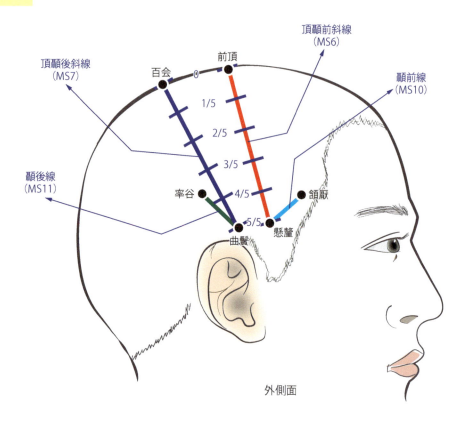

外側面

部位	頭鍼名称	取穴法
側頭区	頂顳前斜線 （MS6，側頭前斜線）	頭頂部と側頭部，前頂（督脈）から懸釐（胆経）までの斜線，さらにそれを5等分とする．
	頂顳後斜線 （MS7，側頭後斜線）	頭頂部と側頭部，百会（督脈）から曲鬢（胆経）までの斜線，さらにそれを5等分とする．
	顳前線 （MS10，側頭前線）	側頭部，頷厭（胆経）と懸釐（胆経）までの斜線．
	顳後線 （MS11，側頭後線）	側頭部，率谷（胆経）と曲鬢（胆経）までの斜線．

3-2. 側頭区(2)

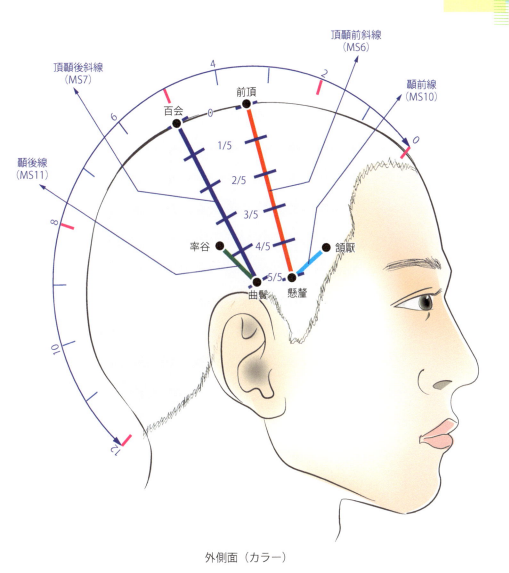

外側面（カラー）

第3章 頭鍼の部位

3-2. 側頭区(3)

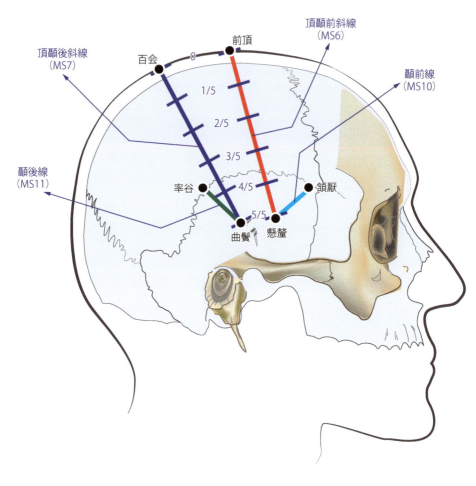

外側面（頭蓋骨標識）

3-2. 側頭区（4）

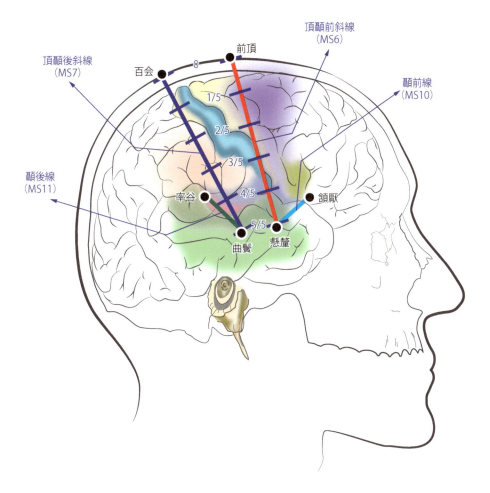

外側面（大脳皮質の体表標識）

第3章 頭鍼の部位

3-3. 頭頂区（1）

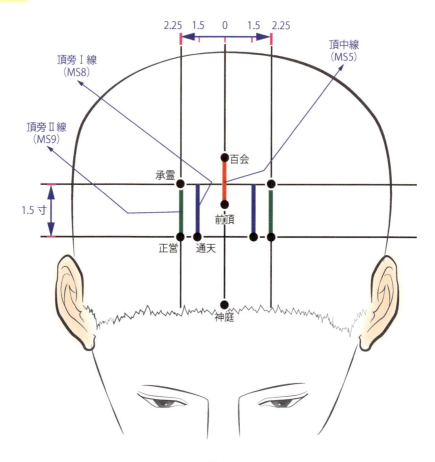

前上面

部位	頭鍼名称	取穴法
頭頂区	頂中線 （MS5，頭頂線）	正中線上，百会（督脈）から前頂（督脈）までの直線.
	頂旁Ⅰ線 （MS8，頭頂Ⅰ線）	正中線外側1.5寸，通天（膀胱経）から後方へ1.5寸の直線.
	頂旁Ⅱ線 （MS9，頭頂Ⅱ線）	正中線外側2.25寸，正営（胆経）から承霊（胆経）まで1.5寸の直線.

3-3. 頭頂区（2）

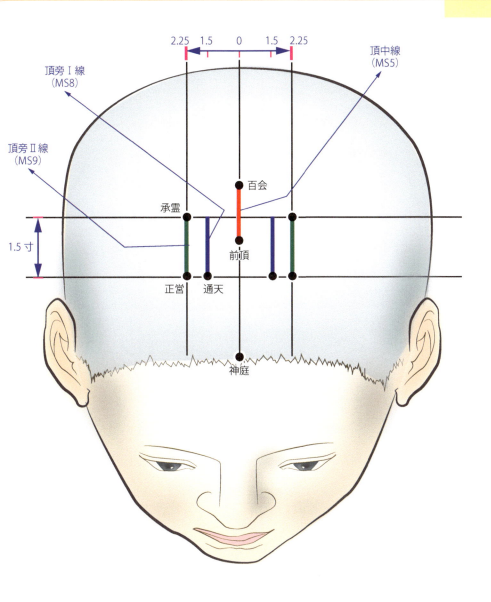

前上面（カラー）

3-3. 頭頂区（3）

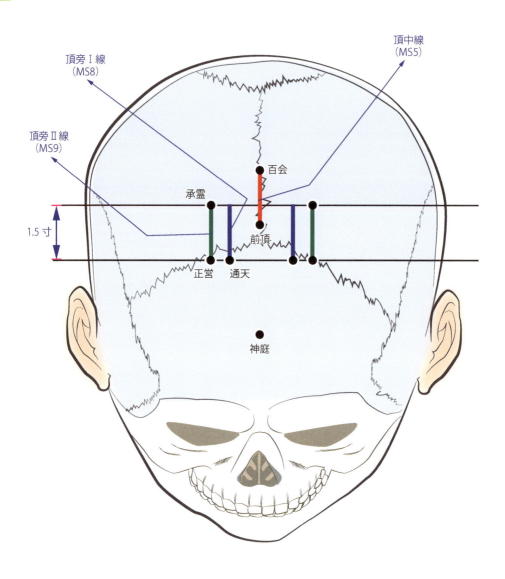

前上面（頭蓋骨標識）

3-3. 頭頂区（4）

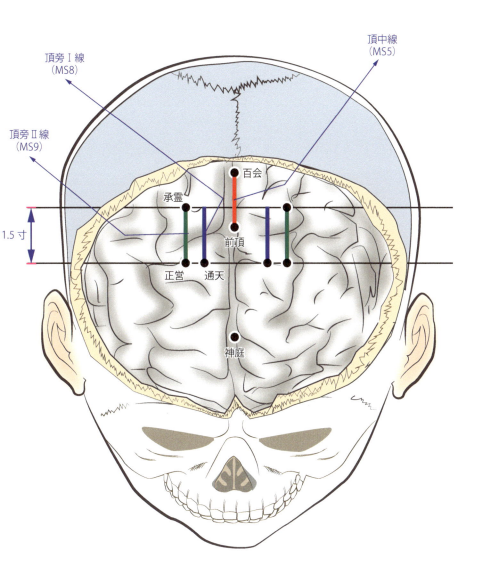

前上面（大脳皮質の体表標識）

3-4. 後頭区（1）

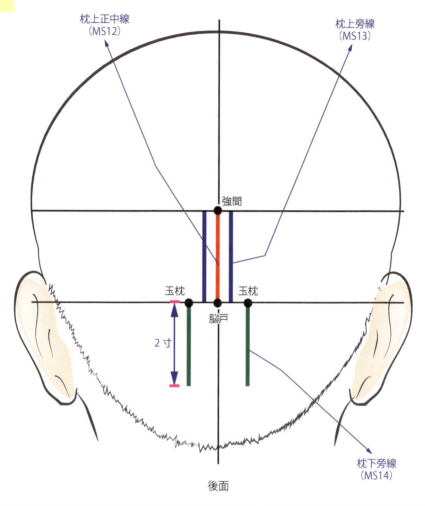

後面

部位	頭鍼名称	取穴法
後頭区	枕上正中線 （MS12）	後頭部後正中線上，強間（督脈）から脳戸（督脈）までの直線．
	枕上旁線 （MS13，枕上側線）	後頭部，外後頭隆起にある脳戸（督脈）から外方0.5寸，後正中線との平行線．
	枕下旁線 （MS14，枕下側線）	後頭部，玉枕（膀胱経）から下へ2寸までの垂直線．

3-4. 後頭区(2)

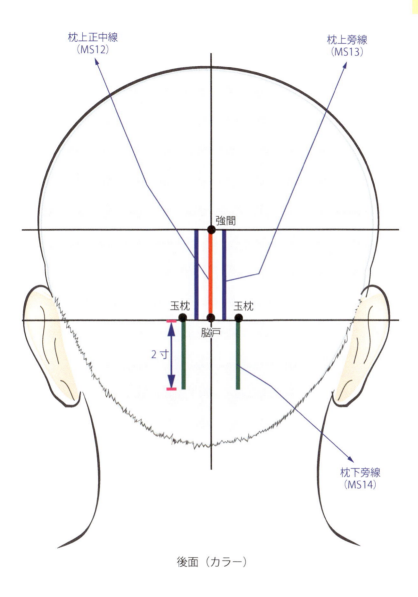

後面（カラー）

3-4. 後頭区（3）

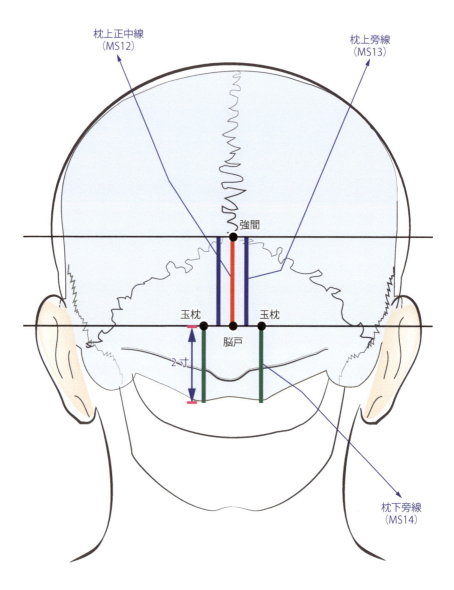

後面（頭蓋骨標識）

3-4. 後頭区（4）

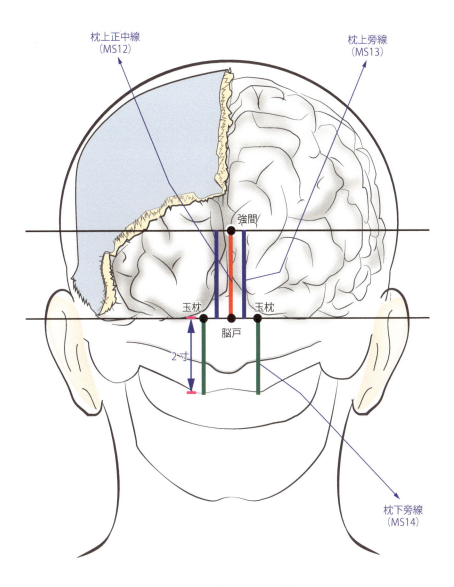

後面（大脳皮質の体表標識）

第3章 頭鍼の部位

第４章　頭鍼の刺法

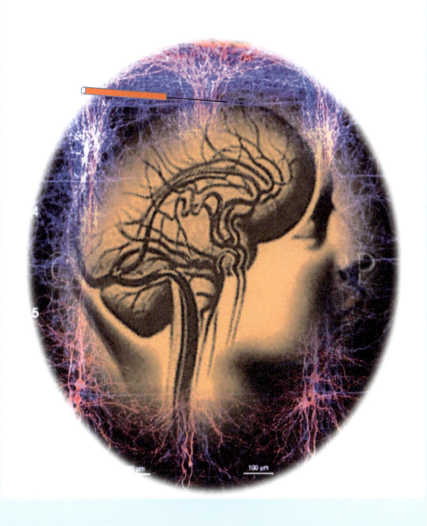

4-1. 鍼具と刺入法

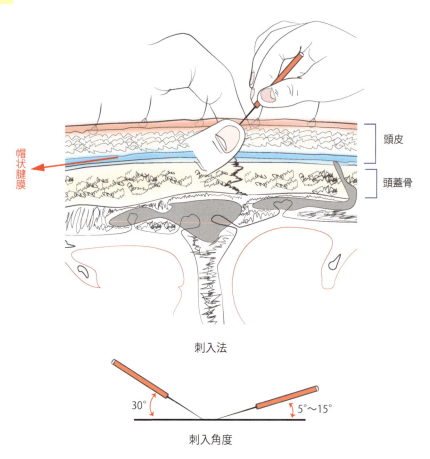

刺入法

刺入角度

- ● 鍼　具

  中国鍼：線径0.25mm～0.30mm，鍼長0.5寸（15mm）～1.5寸（40mm）
  日本鍼：1番（線径0.16mm）～5番（線径0.25mm），鍼長15mm～40mm
  刺入角度：15°～30°で，帽状腱膜まで刺入する．
  体位と刺入法：背臥位が多いが，坐位を取ることもある．刺入時に髪の毛を分け，頭皮を露出させ，毛嚢を避けて刺入する．

- ● 置　鍼

  刺入後，30分～60分間置鍼する．その間に手技を加えることもある．

4-2. 手技

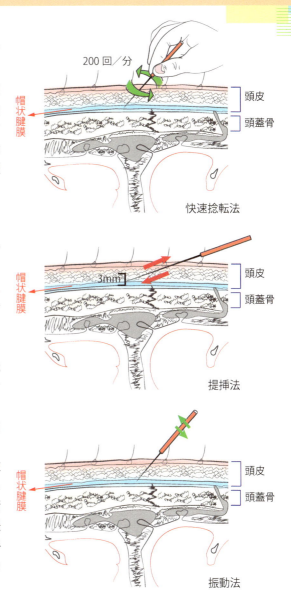

快速捻転法：帽状腱膜まで，鍼を素早く刺入する．刺入部位が移動しないように施術者の肩，肘および腕関節は刺入時の姿勢を保持する．母指と示指で鍼柄を持ちながら示指の前後移動で，鍼を頻度200回/分で捻転させる．施術時間は2〜3分．短時間に治療の目標となる刺激の強さまで達する．

提挿法：抽気法と進気法の2つに分けられている．

抽気法：鍼を帽状腱膜まで刺入した後に鍼を5°〜15°まで寝かせる．3mm幅で鍼の提挿（引き抜くと刺し込む）を繰り返す．引き抜く時には指の力で速く強くするが，元の位置に刺入する時はゆっくりとする．施術時間は2〜3分．

進気法：3mm幅で鍼の提挿（引き抜くと刺し込む）を繰り返すが，抽気法とは手技を逆にする．引き抜く時はゆっくりと，再びに刺入する時には指の力で速く強くする．施術時間は2〜3分．瞬時に指の力で提挿する手技で3mm幅での雀啄の手技に似ている．刺入時の痛みは少なく，即時効果が得られる．

振動法：鍼を帽状腱膜まで刺入する．鍼を1/3ほど引き抜き，軽く9回ほど提挿，捻転することで鍼体に微振動を与えている．得気（鍼のひびき）後に1分間置鍼する．3〜4分ごとに手技を行い，9回ほど繰り返す．

第4章 頭鍼の刺法

4-3. 鍼　法

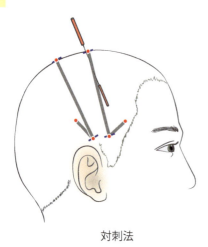

対刺法

● 対刺法
　頭鍼の治療部位（ライン）に，相互に鍼尖が対応するように2つの鍼を刺入する．

● 交叉刺法
　頭鍼の治療部位（ライン）に，2つの鍼を交叉するように刺入する．

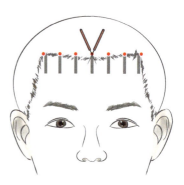

交叉刺法

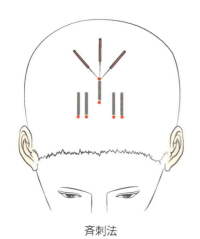

斉刺法

● 斉刺法
　頭鍼の治療部位（ライン）に，3つの鍼を1つの治療ポイントに合わせるように刺入する．

4-4. 電気パルス（電鍼法）

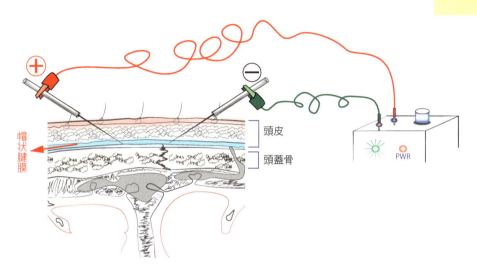

- **接続方法**：2本の鍼は2～3cmの間隔をあけて刺入する．(＋)と(－)の電極は鍼柄につけ，主な治療穴の方を(＋)の電極にするのが一般である．
- **電流の強度**：電気刺激に対する患者の感度と治療の目標により，強刺激，中刺激および弱刺激の3つを分ける．通電し始めに電流の強度をあげる．痛みおよび振戦，収縮などが電流の強度に対する強度閾値の目安である．通電治療中，その閾値までに至らないように注意する．

　臨床では，強刺激は統合失調症，筋肉萎縮症および片麻痺などの脳疾患，中刺激は鎮痛や一般の病症，弱刺激は心身症や鎮静，自律神経失調などに応用されている．

- **波形と周波数**：正弦波，棘波および矩形波の3つを組み合わせ，連続波，疎密波，断続波および棘波を形成する．

　連続波：抑制効果をもち疼痛や筋肉痙攣に用いる．
　疎密波：鎮痛，血液循環の改善や水分代謝に適応し，疼痛，運動障害，水腫などの疾患に用いる．
　断続波：興奮作用があり，弛緩性麻痺，筋肉萎縮，末梢神経障害などに用いる．
　棘波：興奮，全身調整および気血疎通に用いる．

　頭鍼電気パルスの周波数は，30～100Hzの間に調整している．臨床では100Hz前後は鎮痛，鎮静，30Hz前後は興奮の作用を持っている．

4-5. 皮内鍼

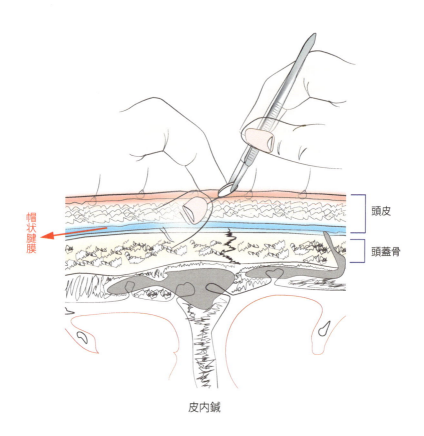

皮内鍼

　皮内鍼，または皮膚鍼を頭皮の下に置鍼することで，持続的な刺激効果をはかっている．慢性的な疾患，疼痛性疾患などを適応症とする．皮内鍼はJIS T 9301：2005規格により，線径0.12mm〜0.14mm，鍼長3mm〜6mmを用いるが，線径0.20mm，鍼長0.6mm〜0.9mmのセイリン製円皮鍼も選択の一つである．

　置鍼期間は3〜5日間であるが，季節，患者により，調整する．患者に入浴時の注意事項を指導する．かゆみ，発赤，発疹等の違和感があれば，中止する．

4-6. 刺絡（瀉血）

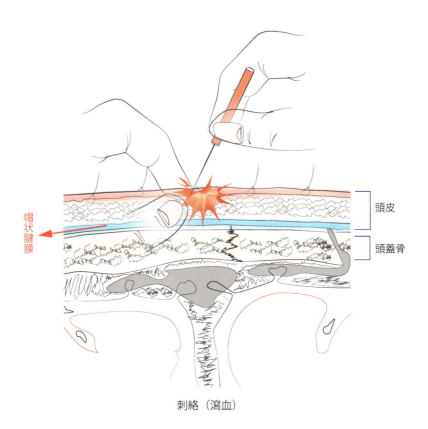

刺絡（瀉血）

　瀉血療法ともいう．発熱，頑固な疼痛，高血圧および瘀血を治療目標とする．頭鍼の臨床ではそれほど使用頻度は多くない．昔は，三稜鍼という鍼具を用いたが，現代では，感染を防止するために，市販の採血キットを利用するのが一般となっている．感染防止に十分注意したい．

4-7. 禁忌・不良反応・過誤

　頭鍼の禁忌，不良反応および過誤は，鍼灸治療，耳鍼に共通する．姉妹書『耳穴臨床解剖マップ』も参照願いたい．

● 禁　忌
1) 頭部の重傷感染，炎症および瘢痕がある．
2) 妊娠．
3) 心臓病，糖尿病，貧血および栄養不良などの重症なもの．
4) 過度の精神緊張，重度の過労．
5) 1歳未満の小児．

● 不良反応
1) 激痛．原因として鍼尖の鈍化，遅い刺入速度，毛嚢，骨膜および血管，瘢痕などへの刺入，などが考えられる．
2) 出血．
3) 暈鍼（うんしん）．一過性脳虚血症状と考えられる．顔面蒼白，めまい，動悸，脱汗，脱力，低血圧，吐き気などの臨床症状がみられる．
4) 頭皮に異常な重圧感，過剰なかゆみ．置鍼時にみられることが多い．
5) 滞鍼（たいしん）．異常な抜鍼時の渋りで，鍼はなかなか抜けない．体位の変化，長時間の置鍼，通電後の痙攣，精神的緊張などが原因している．
6) 弯鍼と折鍼．鍼具の不良によるものである．

● 予防と治療
1) 頭鍼についてよく説明する．
2) 安静と深呼吸．
3) 適切な体位をとる．初診者には臥位をすすめる．
4) 暈鍼（うんしん）と滞鍼（たいしん）の場合，足三里穴，内関穴および合谷穴，気海穴等を用いる．

第4章　頭鍼の刺法

第５章　頭鍼の臨床

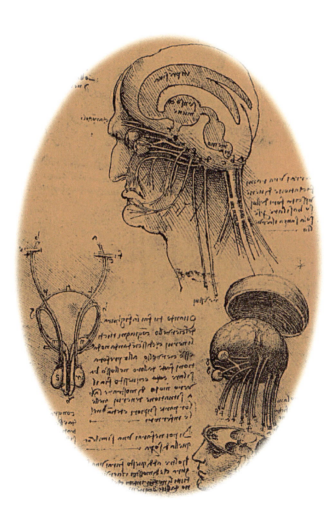

5-1. 精神疾患の頭鍼療法

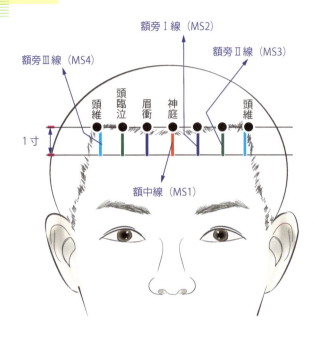

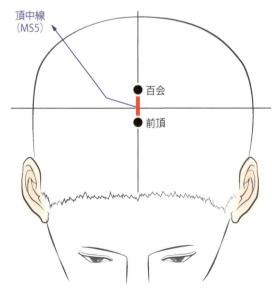

近年，精神疾患が急増している．そこで厚生労働省は，従来の悪性腫瘍，脳卒中，急性心筋梗塞，糖尿病の4疾患に精神疾患を追加し，5疾病・5事業および在宅医療にかかわる医療体制整備の方針を定めた．精神医療に対しては，「入院医療中心から地域生活中心へ」という理念とともに在宅医療が推進され，入院医療や薬物療法のみならず，認知行動療法や電気痙攣療法なども応用されている．頭鍼療法も，精神科医と連携することにより，脳活性化，鎮静，鎮痛および心身ケアに寄与する．

● 治療部位

① 前頭部にある額中線（MS1）・額旁Ⅰ線（MS2）・額旁Ⅱ線（MS3）・額旁Ⅲ線（MS4）．② 頭頂部にある頂中線（MS5）を基本としている．

5-1 精神疾患

認知症/統合失調症

1. 認知症

一度獲得した知能が，脳または全身の疾患により障害され，記憶，見当識，言語，判断力，問題解決能力などの認知機能が低下しているものである．記憶障害を必須とする多彩な認知障害（失語，失行，失認，遂行機能障害など）は，診断の基本的要件となっている．

1) アルツハイマー型認知症：記憶障害を中心とする認知機能障害と，大脳皮質全域に及ぶ神経細胞脱落，多数の老人斑，神経原線維変化を特徴とする病理変化がみられる．認知症の約半数は65歳以上の高齢者にみられる．

2) 脳血管性認知症：多発性梗塞や前頭前野などの機能障害により引き起こされる認知症である．臨床症状の特徴として，うつ状態，構音障害，嚥下障害と，小刻み歩行やすくみ足などのパーキンソニズムがみられる．記憶障害はアルツハイマー病に比べると少ない．

3) アルコール認知症：アルコール中毒に起因する認知症である．広義のアルコール認知症と狭義のアルコール認知症とを分類する．臨床症状の特徴として，記憶障害は軽度であるが，高次脳機能障害と人格変化が混在している．

【治療目標】認知症の予防，早期症状の改善，心身ケア
【処　方】1) **記憶障害,見当識障害**：額中線(MS1)，額旁Ⅰ線(MS2)，額旁Ⅱ線(MS3)，額旁Ⅲ線(MS4)
　　　　　2) **脳活性化**：頂中線(MS5)
　　　　　3) **言語障害**：顳後線(MS11)
　　　　　4) **鍼灸処方**：肝兪，心兪，神門，大鍾，印堂，膻中

2. 統合失調症

主に青年期の，特に男子に発症する．慢性的に経過して次第に人格の荒廃をまねく精神疾患である．急性期に精神運動興奮や自殺企図がみられる．幻覚や妄想を主症状とするが，感情や意欲の欠乏もある．前駆期では，抑うつ気分，思考力・記憶力の低下，頭痛，全身倦怠感，易疲労性，不眠，寡黙，無関心などの多彩な症状が現れる．

病因は確定されていない．ドパミン仮説やグルタミン酸仮説，あるいは神経発達障害仮説，脆弱性ストレスモデルなどがあるが，遺伝要因や脳異常のうえに環境因子が加わって発症する．長期的治療の必要性をよく理解し，覚悟することはいうまでもない．

【治療目標】鎮静，心身ケア
【処　方】1) **鎮静**：額中線(MS1)，額旁Ⅰ線(MS2)，額旁Ⅱ線(MS3)，額旁Ⅲ線(MS4)
　　　　　2) **脳活性化**：頂中線(MS5)
　　　　　3) **感覚調整**：頂顳後斜線(MS7)
　　　　　4) **鍼灸処方**：大陵，神門，人中，労宮，大鍾，太衝

パニック障害／強迫性障害（強迫神経症）

5-1　　　3．パニック障害

突然に起こる激しい動悸や発汗，頻脈，ふるえ，息苦しさ，胸部の不快感，めまいといった身体の異常とともに，死の恐怖感，強い不安を感じる病態である．

1）全般性不安障害：過剰な不安のほか，警戒心，筋肉の過緊張，自律神経機能亢進症状がみられる．精神症状は多彩で，落ち着かない，集中できない，記憶力が低下する，やる気がなくなる，いらいらして怒りっぽい，不眠がみられる．身体症状としては，疲労感，倦怠感，頭痛，頭重感，しびれ感，肩こり，ふるえ，めまい感，悪寒やほてり，のぼせ，動悸，息切れ，のどのつかえ，嘔気などがみられる．

2）パニック障害：急性・突発性の不安症状を特徴として，発作は10分でピークに，60分ではおさまる急性疾患である．全般性不安障害は不安症状が慢性的に持続していくのが特徴となる．

【治療目標】鎮静，心身ケア
【処　　方】1）鎮静：額中線（MS1），額旁Ⅰ線（MS2），額旁Ⅱ線（MS3），額旁Ⅲ線（MS4）
　　　　　　2）脳活性化：頂中線（MS5）
　　　　　　3）鍼灸処方：大陵，神門，人中，労宮，大鍾，太衝

5-1　　　4．強迫性障害（強迫神経症）

不安障害の一つである．たとえば，「手が細菌で汚染された」という強い不安で，何時間も手を洗い続け，肌荒れするほどアルコール消毒を繰り返すなど，明らかに「やりすぎ」といえる行為を強迫的に行う．強迫性障害は慢性化しやすく，また摂食障害やうつ病などもみられる．

治療は，選択的セロトニン再取り込み阻害薬（SSRI）と，認知行動療法（CBT）である．患者や家族などに十分な理解を促す心理教育は，治療的動機づけを高める．周囲から一貫した支持を得ることが安定的治療環境を構築するうえで重要である．

【治療目標】鎮静，心身ケア
【処　　方】1）鎮静：額中線（MS1），額旁Ⅰ線（MS2），額旁Ⅱ線（MS3），額旁Ⅲ線（MS4）
　　　　　　2）脳活性化：頂中線（MS5）
　　　　　　3）鍼灸処方：大陵，神門，人中，労宮，大鍾，太衝

5-1 精神疾患

心的外傷後ストレス障害／摂食障害

5-1　5. 心的外傷後ストレス障害

　生命まで脅威とされるある外傷的出来事に突然，直面し，強い恐怖や無力を猛烈に感じ，恐怖記憶が深く心に刻まれて抹消することができない病態である．恐怖記憶，悪夢，感情麻痺，睡眠障害および過度な警戒心などの症状は，1か月以上持続する．外傷的出来事から1年以内に自然軽快する可能性が比較的高いが，一定期間経過しても症状が軽快しない場合，専門療法が必要となる．

　治療は認知行動療法と曝露療法が行われている．そのほかに心理教育と精神療法も用いられる．

【治療目標】鎮静，心身ケア
【処　方】1) **鎮静**：額中線（MS1），額旁Ⅰ線（MS2），額旁Ⅱ線（MS3），額旁Ⅲ線（MS4）
　　　　　2) **脳活性化**：頂中線（MS5）
　　　　　3) **鍼灸処方**：神門，内関，心兪，肝兪，腎兪，太渓，三陰交

5-1　6. 摂食障害

　神経性食欲不振症と神経性大食症の2つに大別する．やせることへの異常な願望や体重・体形へのこだわり，肥満恐怖を特徴とする病態である．思春期，青年期の女性に多い．

　神経性食欲不振症ではやせ願望が強く，低体重になっても肥満だと思って，より体重を減らそうとする．

　神経性大食症は過食症状を特徴とし，食事コントロールができない．摂食障害は抑うつ，不安，強迫症状など，さまざまな精神症状がみられ，自傷行為，万引き，薬物乱用などの問題行動を伴うことも多い．

　根本的薬物療法がなく，心理治療と精神療法を主としている．治療には長時間が必要となる．根気よく治療を続けていくことが重要である．

【治療目標】鎮静，心身ケア
【処　方】1) **鎮静**：額中線（MS1），額旁Ⅰ線（MS2），額旁Ⅱ線（MS3），額旁Ⅲ線（MS4）
　　　　　2) **脳活性化**：頂中線（MS5）
　　　　　3) **鍼灸処方**：心兪，肝兪，脾兪，内関，中脘，足三里，三陰交，太衝

第5章　頭鍼の臨床

身体化障害・疼痛性障害・心気症/睡眠障害

5-1 精神疾患

5-1　7. 身体化障害・疼痛性障害・心気症

　これらの障害では，患者自身が自分の身体疾患に異常なまで過剰な恐怖を感じている．患者の自覚している「異常」は臨床検査のデータで完全に説明されない．ストレスから身体症状を誇張して表現をする．身体感覚の異常，認知の障害はみられる．

　疼痛性障害では，痛覚刺激に対する脳内情報処理の障害が報告されている．

　臨床診断は難しいが，除外診断を基本とする．患者の主訴は多彩で，身体症状，気分障害，不安障害，発達障害，認知症などを随伴している．

　治療は精神療法と心理療法が基本である，必要に応じて抗うつ薬や漢方が処方される．長期の治療が必要となる．

【治療目標】鎮静，鎮痛，心身ケア
【処　方】1) **鎮痛**：頂顳後斜線（MS7），顳前線（MS10），顳後線（MS11）
　　　　　2) **脳活性化**：頂中線（MS5）
　　　　　3) **鎮静**：額中線（MS1），頂旁Ⅰ線（MS8），頂旁Ⅱ線（MS9）
　　　　　4) **鍼灸処方**：内関，合谷，太衝，三陰交，大椎，心兪，肝兪

5-1　8. 睡眠障害

　睡眠障害は不眠症と過眠症に分ける．
1) **不眠症**：入眠困難，中途覚醒，早朝覚醒，熟眠困難が分類される．不眠を主症とし，いらいら感，集中力低下，元気がない，倦怠感，頭痛，筋肉痛，胃腸の不調などの症状を随伴している．不眠は，身体的要因，生理的要因，薬理的要因，心理的要因および精神疾患により引き起こされると考えられている．若者では入眠障害，中年以降では中途覚醒と早朝覚醒が多い．

2) **過眠症**：夜間の不眠障害がないにもかかわらず，4週間以上にわたり，日中に過剰な眠気・居眠りにおそわれる病態である．臨床では，十分な睡眠を確保したのに日中に強い眠気に襲われて，不安，怒りっぽい，倦怠感，集中力低下などの身体症状と精神症状を随伴する．

【治療目標】鎮静，安眠，心身ケア
【処　方】1) **鎮静**：額中線（MS1），顳後線（MS11）
　　　　　2) **脳活性化**：頂中線（MS5）
　　　　　3) **鍼灸処方**：神門，内関，三陰交，心兪，脾兪，腎兪

5-1 精神疾患

心身症/薬物依存

5-1　9. 心身症

　過敏性腸症候群，緊張型頭痛や片頭痛などの一次性頭痛，気管支喘息，消化性潰瘍，本態性高血圧，アトピー性皮膚炎などの疾患が代表的である．身体疾患でありながら，その発症や経過に心理社会的因子の関与が深い．神経症やうつ病など，他の精神障害に伴う身体症状との鑑別診断が必要となる．

　治療は，身体症状を緩和するのみではなく，全人的治療を行うことが重要である．心理療法，精神分析的精神療法，認知行動療法，自律訓練法などのリラクセーション法のほか，漢方，鍼灸療法も選択されている．

【治療目標】鎮静，心身ケア
【処　方】1) **鎮静**：額中線 (MS1)，額旁Ⅰ線 (MS2)，額旁Ⅱ線 (MS3)，額旁Ⅲ線 (MS4)
　　　　　2) **脳活性化**：頂中線 (MS5)
　　　　　3) **鍼灸処方**：心兪，肝兪，脾兪，内関，三陰交，太衝

5-1　10. 薬物依存

　アルコール，ニコチン依存症および違法薬物による急性中毒を別にして，精神作用や抗不安作用，催眠作用，筋弛緩作用，抗痙攣作用のある薬物を反復使用することにより，その薬物に依存し，効果が切れてくるとまた欲しいという強い欲求（渇望）をコントロールできずに，連続的，強迫的に使用する状態である．

　薬物依存によって身体障害や精神障害，社会的な問題が引き起こされているにもかかわらず，その薬物を使用したい渇望感が禁じられない．

　治療はその薬物の減量・中止と，退薬症候への対処が中心となる．

【治療目標】鎮静，心身ケア
【処　方】1) **鎮静**：額中線 (MS1)，額旁Ⅰ線 (MS2)，額旁Ⅱ線 (MS3)，額旁Ⅲ線 (MS4)
　　　　　2) **脳活性化**：頂中線 (MS5)
　　　　　3) **感覚調整**：頂顳後斜線 (MS7)
　　　　　4) **鍼灸処方**：心兪，肝兪，脾兪，腎兪，内関，神門，関元，三陰交，太衝

アルコール依存症・ニコチン依存症/心臓神経症

11. アルコール依存症・ニコチン依存症

1) アルコール依存症：診断には，以下の6項目のうち3項目以上が必要となる．

①強烈な飲酒の欲求．②節酒の抑制喪失．③離脱症候群の出現．④耐性の増大．⑤アルコールによる生活への影響．⑥精神的身体的な悪化でも飲酒を禁じえない．

アルコールの離脱症候群では，約24時間以内にみられる手指振戦，発汗などの自律神経症状を中心とした早期症状群と，約48〜96時間にみられるせん妄，幻視，精神運動興奮を特徴とする後期症状群がある．

2) ニコチン依存症：「ニコチン依存」と「ニコチン離脱」との2つを分ける．

ニコチン依存はニコチンに対する心理的依存を主とし，禁煙や節煙などを意図してもできない状態である．ニコチン依存の診断には，1か月の持続か過去12か月に，反復する次の3項目以上が必要である．

①喫煙への強い欲望または切迫感．②喫煙行為の抑制喪失．③節煙や禁煙に伴う離脱症状がある．④耐性．⑤タバコ以外のことへの意欲の低下，喫煙への執着．⑥喫煙の有害性を知りながら嗜煙を継続する．

症状はニコチンの血中濃度の低下や消失に伴って起こっている．代表症候として，不快または抑うつ気分，不眠，易怒性・欲求不満・怒り，不安，集中困難，いらいらする，心拍数の減少，食欲増加・体重増加などが挙げられている．

【治療目標】鎮静，離脱症状の軽減，心身ケア
【処　方】1) 鎮静：額中線（MS1），額旁Ⅰ線（MS2），額旁Ⅱ線（MS3），額旁Ⅲ線（MS4）
2) 脳活性化：頂中線（MS5）
3) 感覚調整：頂顳後斜線（MS7）
4) 運動調整：頂顳前斜線（MS6）
5) 鍼灸処方：心兪，肝兪，脾兪，腎兪，内関，神門，関元，三陰交，太衝

12. 心臓神経症

心臓神経症は，心臓に器質的疾患がないにもかかわらず，胸痛，動悸，息切れ，発汗，めまい，冷汗，不眠，頭痛，全身倦怠感などを主訴とする症候群である．

臨床では鑑別診断が重要である．細心な検査で器質的心疾患を除外する．問診によってその発作の誘因を明らかにする．ストレス，不安，抑うつ症状が強い場合は，心療内科，精神科疾患との鑑別診断が必要となる．

【治療目標】鎮静，心身ケア
【処　方】1) 鎮静：額中線（MS1），額旁Ⅰ線（MS2），額旁Ⅱ線（MS3），額旁Ⅲ線（MS4）
2) 脳活性化：頂中線（MS5）
3) 鍼灸処方：心兪，肝兪，内関，神門，関元，三陰交，太衝

性機能障害（勃起障害）／チック障害

13. 性機能障害（勃起障害）

　勃起障害（ED）は，心因性，器質性および混合性に分けられる．満足な性行為を行うのに十分な勃起ができない，または持続できない状態が3か月以上続く病態である．加齢，喫煙，高血圧，糖尿病，肥満，運動不足，うつ状態，下部尿路症状や前立腺肥大症，慢性腎臓病，睡眠時無呼吸，神経疾患，降圧薬や抗精神病薬などがみられている．

　心因性勃起障害は，精神的要因やパートナーとの関係で生じるものであるが，器質性勃起障害には，血管性，内分泌性，神経性，陰茎性などが挙げられている．
　バイアグラなどの薬物は勃起障害の治療薬として話題を呼んでいるが，肝・腎機能低下症例や高齢者には注意が要する．硝酸薬との併用は禁忌である．

【治療目標】鎮静，性機能調整，心身ケア
【処　方】1) 鎮静：額中線（MS1）
　　　　　2) 脳活性化：頂中線（MS5）
　　　　　3) 性機能調整：額旁Ⅲ線（MS4）
　　　　　4) 鍼灸処方：心兪，腎兪，内関，関元，曲骨，三陰交，八髎

14. チック障害

　突発的で，リズムなく，急速な運動を繰り返す病態である．チック障害は，運動性チック障害と音性チック障害の2つに分けられる．一過性チック障害は4週間以上〜12か月以内，慢性チック障害は1年以上間欠的に持続する．間欠期は3か月以内になる．疫学では4歳〜11歳ごろに発症することが多く，6歳〜7歳にピークとなる，男児に多い．
　治療方針は，心理学的，および生活についての教育・指導を基本とする．患児に安心感を与え，過度の干渉や叱責を戒める．必要に応じて抗ドパミン，抗精神病薬を処方する．

【治療目標】鎮静，心身ケア
【処　方】1) 鎮静：額中線（MS1）
　　　　　2) 脳活性化：頂中線（MS5）
　　　　　3) 運動調整：頂顳前斜線（MS6），頂旁Ⅰ線（MS8），頂旁Ⅱ線（MS9）
　　　　　4) 平衡調整：枕下旁線（MS14），顳後線（MS11）
　　　　　5) 鍼灸処方：内関，合谷，手三里，曲池，陽陵泉，足三里，太衝

5-1 精神疾患

てんかん

5-1　15. てんかん

　種々の成因によってもたらされる慢性脳疾患の1つである．大脳ニューロンの過剰な発射による反復性の発作（てんかん発作）を特徴とする．脳の器質性病変の有無によって，症候性てんかんと特発性てんかんに分類される．症候性てんかんは，出産時の脳障害，低酸素，脳炎，髄膜炎，脳出血，脳梗塞，脳外傷などに起因する．特発性てんかんは，てんかんに特徴的脳波が確認されるにもかかわらず，様々な検査をしても異常が見つからない原因不明のてんかんである．

　てんかんは繰り返し起こることが特徴であり，長期間にわたり薬物治療が必要となる．

【治療目標】鎮静，痙攣の軽減，心身ケア
【処　方】1) **鎮静**：額中線 (MS1)，額旁Ⅰ線 (MS2)
　　　　　2) **脳活性化**：頂中線 (MS5)
　　　　　3) **平衡調整**：枕下旁線 (MS14)
　　　　　4) **鍼灸処方**：大椎，人中，合谷，曲池，陽陵泉，足三里，三陰交，太衝

5-2. 神経・筋疾患の頭鍼療法

　一過性脳虚血発作，脳卒中およびパーキンソン病など，神経・筋疾患の頭鍼療法は，精神疾患の治療と共通点を有することが多い．急性発症期に適応することよりも，救急治療の後に統合医療の1つとして，脳活性化，運動機能の改善，鎮静，鎮痛および心身ケアに寄与している．

● 治療部位
　①前頭部にある額中線（MS1）・額旁Ⅰ線（MS2）・額旁Ⅱ線（MS3）・額旁Ⅲ線（MS4）．②頭頂部にある頂中線（MS5）．③側頭部にある頂顳前斜線（MS6）・頂顳後斜線（MS7）・顳前線（MS10）・顳後線（MS11）．④頭頂部に頂旁Ⅰ線（MS8）・頂旁Ⅱ線（MS9）を基本としている．

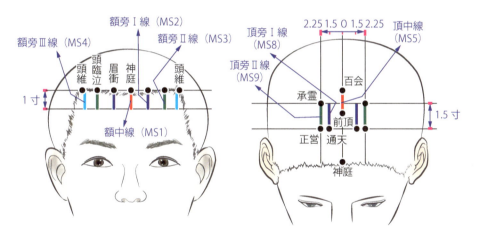

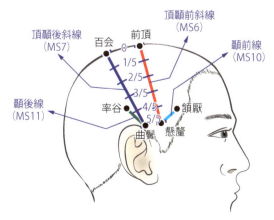

5-2 神経・筋疾患
一過性脳虚血発作（TIA）／脳卒中

5-2　1．一過性脳虚血発作（TIA）

　頸動脈や大動脈のアテローム硬化病変に起因する非心原性TIAと，心臓内血栓や静脈系血栓も塞栓源の由来とする心原性TIAを分類する．脳の局所的血管灌流障害により，神経症状がみられ，24時間以内に寛解する．発症後，48時間以内に脳梗塞を続発するリスクが高く，救急対応が第一選択となる．

　高血圧，糖尿病，脂質異常など，生活習慣病の予防と改善をするために，食事療法，運動療法，禁煙，適量の飲酒，適切な体重維持と運動の励行が提唱される．

【治療目標】感覚・運動機能の改善，脳機能の回復
【処　方】1) 運動調整：障害反対側の頂顳前斜線(MS6)，頂旁Ⅰ線(MS8)，頂旁Ⅱ線(MS9)
　　　　　2) 感覚調整：障害反対側の頂顳後斜線(MS7)
　　　　　3) 脳活性化：頂中線(MS5)
　　　　　4) 言語障害：顳前線(MS10)，顳後線(MS11)
　　　　　5) 鍼灸処方：風池，合谷，曲池，肩髃，環跳，陽陵泉，足三里，三陰交

5-2　2．脳　卒　中

　脳卒中は，脳梗塞，または脳出血，くも膜下出血などの頭蓋内出血によって脳血管が障害され，精神・神経症状を呈する病態である．現在ではがん，心疾患に次いで死亡原因の第3位であり，寝たきり患者の原因疾患としては第1位となっている．脳卒中が疑われる患者に対して，気道確保，呼吸管理，循環維持などの緊急処置が急務とされている．

　脳卒中の症状は多彩であるが，突発する頭痛発作，特に過去に経験のないほど激痛の場合は，くも膜下出血（脳動脈瘤破裂などによる）の可能性が高い．くも膜下出血を除く脳卒中は，半身の脱力や感覚異常など，障害部位とは反対側の身体半分の障害として出現する．脳血管の障害部位により，片麻痺（一側顔面・上下肢の麻痺），言語障害（構音障害，失語），歩行障害などが初発症状となる頻度が高い．脳梗塞では，意識障害も1/4程度に合併するが，高度の意識障害は少ない．

　失語症は脳血管障害の約90％にみられ，運動性失語と感覚性失語を分ける．

　脳卒中には，救急病院での初期診断と治療を行い，2～3週経過して，病状が安定すればリハビリテーションで回復治療や，寝たきりなどの介護を行う．新たな治療的介入として，反復経頭蓋磁気刺激（rTMS），経頭蓋直流電気刺激（tDCS）が注目されている．頭鍼療法はrTMSとtDCSとに共通する点が多く，積極的に行いたい．

【治療目標】感覚・運動機能の改善，脳機能の回復
【処　方】1) 運動調整：障害反対側の頂顳前斜線(MS6)，頂旁Ⅰ線(MS8)，頂旁Ⅱ線(MS9)
　　　　　2) 感覚調整：障害反対側の頂顳後斜線(MS7)
　　　　　3) 脳活性化：頂中線(MS5)
　　　　　4) 言語障害：顳前線(MS10)，顳後線(MS11)
　　　　　5) 鍼灸処方：風池，合谷，曲池，肩髃，環跳，陽陵泉，足三里，三陰交

頭部外傷後遺症／ハンチントン病

5-2　3．頭部外傷後遺症

　頭部外傷後遺症は，受傷3週間後に発症し，または残存する病態である．頭部外傷後遺症の病態生理として，脳機能局在にみられる神経症状はCTなどの脳画像検査や脳波検査などの所見に一致する．皮質脊髄路（錐体路）や脊髄視床路（知覚路）が損傷されれば片麻痺や知覚障害，優位半球の前頭葉や側頭葉の損傷であれば失語症，頭蓋底骨折では嗅覚脱失や顔面神経麻痺，聴力障害などがみられる．

　比較的軽度である場合，CTや脳波検査では有意な所見が認められないにもかかわらず，頭痛，不眠，集中力障害，精神障害，自律神経障害，倦怠感，性機能低下などの多様な症状が認められる．

【治療目標】感覚・運動機能の改善，脳機能の回復
【処　方】
1) **運動調整**：障害反対側の頂顳前斜線（MS6），頂旁Ⅰ線（MS8），頂旁Ⅱ線（MS9）
2) **感覚調整**：障害反対側の頂顳後斜線（MS7）
3) **脳活性化**：頂中線（MS5）
4) **言語障害**：顳前線（MS10），顳後線（MS11）
5) **鎮静**：額中線（MS1）
6) **鍼灸処方**：風池，合谷，曲池，肩髃，環跳，陽陵泉，足三里，三陰交

5-2　4．ハンチントン病

　慢性進行性であり，性格変化，抑うつ，衝動性障害，認知症などの精神症状と舞踏病様運動を特徴とする病態である．常染色体優性遺伝性の神経変性疾患であり，特に大脳皮質と線条体の萎縮が顕著である．線条体（特に尾状核）の小型有棘神経細胞の変性脱落が舞踏病様不随意運動の原因となる．30〜50歳代には精神症状と舞踏病様運動を認めるが，20歳未満にはパーキンソニズムを呈するものが多い．

　診断は遺伝子診断で確定するが，根治療法はない．精神症状と舞踏病様症状に対する対症療法を行う．

【治療目標】運動機能の改善，脳機能の調整，平衡機能の改善
【処　方】
1) **脳活性化**：頂中線（MS5）
2) **運動調整**：頂顳前斜線（MS6），頂旁Ⅰ線（MS8），頂旁Ⅱ線（MS9）
3) **平衡調整**：枕下旁線（MS14）
4) **鍼灸処方**：大椎，合谷，曲池，肩髃，環跳，陽陵泉，足三里，三陰交

パーキンソン病/自律神経障害

5. パーキンソン病

　安静時振戦，無動（寡動），筋強剛，姿勢保持障害の4大症状を特徴とする．運動症状以外にも，便秘や頻尿など自律神経症状，不眠など睡眠障害，うつ症状など精神症状，認知機能障害などの非運動症状を随伴している．中脳黒質のドパミン産生神経細胞の脱落を基盤とする．典型的パーキンソン病には，丸薬丸め型振戦，仮面様顔貌，声は小さく，動作は緩慢となる．姿勢は前屈みで膝が曲がり，歩行は小刻みで前方突進症状が知られている．

　重症度評価として，Ⅰ度は症状が片側性，Ⅱ度は両側性，Ⅲ度は姿勢反射障害を有し，Ⅳ度は介助なしになんとか歩行可能，日常動作は部分介助，Ⅴ度は日常動作で全面介助を必要とし，車いすあるいは寝たきりの状態となる．

　L-ドパ補充療法が治療の基本となるが，非運動症状の治療が積極的に行われる．電気生理学的治療，支持療法，漢方療法は薬物療法と組み合わせ，補完療法を行う．

【治療目標】脳機能の調整，平衡機能の改善，運動機能の改善
【処　方】1）脳活性化：頂中線（MS5）
　　　　　2）運動調整：頂顳前斜線（MS6），頂旁Ⅰ線（MS8），頂旁Ⅱ線（MS9）
　　　　　3）平衡調整：枕下旁線（MS14）
　　　　　4）鍼灸処方：大椎，合谷，曲池，環跳，陽陵泉，足三里，太衝，肝兪，脾兪，腎兪

6. 自律神経障害

　自律神経系は身体の内部環境を維持し生体の恒常性を保つことに重要な役割を果たす．生体の不随意な機能，たとえば呼吸，循環，消化，代謝，体温調節，排泄，生殖などの制御に関与している．自律神経が失調すると，多彩な症状がみられる．①循環器症状：起立性低血圧，不整脈．②泌尿器症状：尿閉，尿失禁，陰萎．③消化器症状：便秘，下痢．④発汗障害．⑤性機能障害．などが挙げられる．

　中枢神経疾患による自律神経障害は，多系統萎縮症（シャイ・ドレーガー症候群，オリーブ橋小脳萎縮症，線条体黒質変性症），パーキンソン病，レビー小体病，脳血管障害後遺症などが代表とされる．

　末梢神経疾患による自律神経障害には，糖尿病性ニューロパチー，家族性アミロイドニューロパチー，ギラン・バレー症候群，急性自律神経ニューロパチーなどが挙げられている．その他には薬剤による二次性自律神経障害もある．

　基礎疾患の治療が優先であるが，起立性低血圧や排尿障害などの自律神経障害が強い場合には対症療法が必要となる．

【治療目標】脳機能の調整，自律神経調整
【処　方】1）脳活性化：頂中線（MS5）
　　　　　2）鎮静：額中線（MS1），額旁Ⅰ線（MS2），額旁Ⅱ線（MS3），額旁Ⅲ線（MS4）
　　　　　3）鍼灸処方：内関，神門，太衝，三陰交，心兪，肝兪，脾兪，腎兪

5-2　神経・筋疾患

痙性対麻痺/筋萎縮性側索硬化症

5-2　　7. 痙性対麻痺

上位運動ニューロンの障害による両下肢の痙性麻痺を特徴とし，腱反射亢進，Babinski徴候などの病的反射陽性，内反尖足，痙性歩行（はさみ脚歩行）を呈する．また，膀胱直腸障害，感覚障害，自律神経障害を伴う病態である．痙性対麻痺は症候名で，その原因疾患を明らかにすることが重要となる．

外科的治療，内科的治療（抗炎症療法・筋弛緩薬），ボツリヌス毒素治療，バクロフェン髄注療法を行うと同時に，リハビリテーションを継続的に行うことが必須である．歩行訓練などの運動療法，温熱療法，電気刺激療法，光線療法などの物理療法も併用する．

【治療目標】脳機能の調整，運動機能の改善
【処　方】1) **脳活性化**：頂中線（MS5）
　　　　　2) **運動調整**：頂顳前斜線（MS6），頂旁Ⅰ線（MS8），頂旁Ⅱ線（MS9）
　　　　　3) **鍼灸処方**：大椎，合谷，曲池，環跳，陽陵泉，足三里，太衝

5-2　　8. 筋萎縮性側索硬化症

原因不明，難治性の特定疾患．中年以降に発症し，運動ニューロンが進行性に変性することによって，上肢機能，歩行，構音，嚥下および呼吸などが障害される．
<u>上位運動ニューロン徴候</u>：痙縮，腱反射亢進，手指巧緻運動障害，病的反射をみる．
<u>下位運動ニューロン徴候</u>：筋萎縮，筋弛緩，線維束性収縮をみる．

根治療法はない．対症療法で緩和ケアを行い，患者のQOL改善維持に努める．臨床的には，人工呼吸器を用いなければ2～5年で死亡する症例が少なくない．認知障害を伴う症例もある．頭鍼療法は，緩和ケアに用いられ効果は限定的である．

【治療目標】運動機能の改善，脳機能の調整，平衡機能の改善
【処　方】1) **脳活性化**：頭頂線（MS5）
　　　　　2) **運動調整**：頂顳前斜線（MS6），頂旁Ⅰ線（MS8），頂旁Ⅱ線（MS9）
　　　　　3) **言語障害**：顳前線（MS10），顳後線（MS11）
　　　　　4) **鍼灸処方**：大椎，合谷，曲池，肩髃，環跳，陽陵泉，足三里，三陰交

アテトーシス・ジストニー・片側バリズム/ミオクローヌス

5-2　9. アテトーシス・ジストニー・片側バリズム

1) アテトーシス：四肢遠位部優位のゆっくりとした持続性の，身体をねじるような運動を特徴とする病態である．脳性麻痺に起因することが多いが，ウィルソン病，脳炎後遺症，中毒（一酸化炭素，マンガンなど），抗精神病薬，リチウム，パーキンソン病治療薬などの薬剤によるものがある．

2) ジストニー：ジストニアともいう．筋緊張の異常症候を呈する病態である．筋緊張の異常には，全身性，分節性（痙性斜頸，書痙など），局所性（眼瞼痙攣）が分けられる．

3) 片側バリズム：一側性で体幹に近い部位で強く起こり，上下肢全体を投げ出すような不随意運動の病態である．不随意運動は急速，かつ粗大で，持続的にみえるのを特徴とする．視床下核の脳梗塞や脳出血などの血管障害，無酸素脳症，抗てんかん薬やパーキンソン病治療薬に起因する．

　この3つの症候は，大脳基底核の機能異常に起因する不随意運動の異常を共通としている．頭鍼療法の効果は限定的である．

【治療目標】運動機能の改善，脳機能の調整，平衡機能の改善
【処　方】1) **脳活性化**：頂中線 (MS5)
　　　　　2) **運動調整**：頂顳前斜線 (MS6)，頂旁Ⅰ線 (MS8)，頂旁Ⅱ線 (MS9)
　　　　　3) **平衡調整**：枕下旁線 (MS14)
　　　　　4) **鍼灸処方**：大椎，合谷，曲池，肩髃，環跳，陽陵泉，足三里，三陰交

5-2　10. ミオクローヌス

　突発的に共同筋群や拮抗筋群に筋収縮を引き起こす不随意運動を呈する．ミオクローヌスは，大脳皮質，皮質下，脊髄に特定な病巣があり，臨床上の特徴は，反射性，動作時，自発性，律動性の不随意運動である．

　基礎疾患として，てんかん性ミオクローヌス，亜急性硬化性全脳炎，眼球クローヌス・ミオクローヌス症候群，ミトコンドリア脳筋症，重金属，CO中毒などの中毒疾患，尿毒症性脳症，透析脳症などが挙げられている．

　治療は原因疾患の治療と対症療法である．薬物療法以外に心理療法などの補完療法を加える．頭鍼療法は緩和ケアの一助となっている．

【治療目標】運動機能の改善，脳機能の調整，平衡機能の改善
【処　方】1) **脳活性化**：頂中線 (MS5)
　　　　　2) **運動調整**：頂顳前斜線 (MS6)，頂旁Ⅰ線 (MS8)，頂旁Ⅱ線 (MS9)
　　　　　3) **平衡調整**：枕下旁線 (MS14)
　　　　　4) **鍼灸処方**：大椎，合谷，曲池，肩髃，環跳，陽陵泉，足三里，三陰交

5-2 神経・筋疾患

メージュ症候群/多発ニューロパチー

5-2　11. メージュ症候群

慢性に進行し，眼瞼痙攣と口，下顎の不随意運動を特徴とする病態であるが，眼瞼痙攣のみでもメージュ症候群に分類される．

下眼瞼部のピクピク感から始まり，次第に上眼瞼部に進行する．口すぼめ，口角の後退，舌の突出，顔面下部，顎，頸の不随意運動は眼瞼痙攣と連動するのが特徴となるが，就寝時には症状は消失する．重症例では開瞼困難となる．40～70歳代の中高齢者で発症する例が高く，男女比は1：2～3と女性に多くみられる．発症原因は不明であるが，家系内で発生する傾向があると報告される．ドライアイや角膜疾患などによる瞬目過多，眼瞼下垂，片側顔面痙攣，眼瞼ミオキミア，チックなどとの鑑別診断は必要となる．病態生理として，大脳基底核および脳幹の機能異常が関与するのではないかと考えられている．

【治療目標】運動機能の改善，脳機能の調整，平衡機能の改善
【処　方】1) 脳活性化：頂中線（MS5）
　　　　　2) 眼部，顔面症状：枕上正中線（MS12），枕上旁線（MS13），枕下旁線（MS14），頂顳前斜線（MS6）の4/5～5/5
　　　　　3) 鎮静：額中線（MS1）
　　　　　4) 鍼灸処方：陽白，魚腰，四白，頬車，合谷，内関，足三里，三陰交，太衝，心兪，肝兪

5-2　12. 多発ニューロパチー

末梢神経障害のことであるが，単神経障害，多発単神経障害，多発神経障害に分類する．
1) 単神経障害：単一神経が支配する領域にみられる圧迫性ニューロパチー．
2) 多発単神経障害：2つ以上の神経が支配する領域での血管炎や，糖尿病に伴うニューロパチー．
3) 多発神経障害（多発ニューロパチー）：左右対称性に四肢の遠位部優位，特に下肢に優位に障害をきたし，靴下手袋型ニューロパチーを特徴とする．

原因疾患は多彩である．炎症性・自己免疫性，栄養障害性，代謝性，中毒性および遺伝性などが挙げられる．特定の原因疾患を明らかにするのが重要となる．薬物療法以外に理学療法などで，筋力増強，起立および歩行訓練，作業訓練，ADL訓練を行う．

【治療目標】感覚や運動機能の改善，脳機能の調整，平衡機能の改善
【処　方】1) 脳活性化：頂中線（MS5）
　　　　　2) 運動調整：頂顳前斜線（MS6），頂旁Ⅰ線（MS8），頂旁Ⅱ線（MS9）
　　　　　3) 感覚調整：頂顳後斜線（MS7）
　　　　　4) 鍼灸処方：大椎，内関，合谷，曲池，環跳，陽陵泉，足三里，三陰交，太衝

5-2 神経・筋疾患

ギラン・バレー症候群/特発性顔面神経麻痺（ベル麻痺）

5-2　13. ギラン・バレー症候群

急性に四肢の筋力低下、腱反射の消失といつ運動麻痺を主症とする．多くの症例は，発症の1〜2週間前に呼吸器系や消化器系の感染症状が先行する．臨床検査では，末梢の神経伝導に異常所見，抗糖脂質抗体陽性，脳脊髄液の蛋白細胞乖離が検出される．

急性期には自己免疫をコントロールするために，免疫グロブリン大量静注療法や血液浄化療法を行う．早期より，長期臥床に伴う関節拘縮・廃用性筋萎縮・褥瘡・深部静脈血栓症や肺塞栓症などの予防のために，リハビリテーションを行う．頭鍼療法はそのための一助となる．

【治療目標】運動機能の改善，脳機能の調整
【処　方】1) **脳活性化**：頂中線 (MS5)
　　　　　2) **運動調整**：頂顳前斜線 (MS6)，頂旁Ⅰ線 (MS8)，頂旁Ⅱ線 (MS9)
　　　　　3) **鍼灸処方**：大椎，合谷，曲池，肩髃，環跳，陽陵泉，足三里，三陰交

5-2　14. 特発性顔面神経麻痺（ベル麻痺）

発症原因が特定できないが，一側性に多く，前額部を含めた顔面半分の運動麻痺を特徴とする．代表的症状として「兎眼」，「まつ毛徴候」，「聴覚過敏」，「口の形は非対称性になる」，および麻痺側の舌前2/3に味覚低下がみられる．症状が発症直後から数日のうちに急速に進行する．

急性期には副腎皮質ステロイドと抗ウイルス薬が処方される．慢性期ではビタミン剤の投入とリハビリテーションを行う．重症の場合，外科的治療が行われる．

予後は，治癒率が高いが，回復までに短くて1か月，平均2か月程度かかる．

【治療目標】脳機能の調整，麻痺の回復
【処　方】1) **脳活性化**：頂中線 (MS5)
　　　　　2) **麻痺の回復**：頂顳前斜線 (MS6) の下3/5〜5/5，顳前線 (MS10)
　　　　　3) **鍼灸処方**：四白，迎香，下関，地倉，頬車，合谷，風池，翳風

5-2 神経・筋疾患
周期性四肢麻痺/重症筋無力症

5-2　15. 周期性四肢麻痺

　10歳代に多く発症し，発作性で四肢筋の弛緩性の麻痺を特徴とする．家族性で，常染色体優性の遺伝疾患が多く，発症には数時間〜数日，下肢から始まり，上肢，体幹に及び，深部腱反射は減弱ないし消失する．呼吸筋，顔面筋などは障害されない．夜間，早朝，休憩後，あるいは甘いものを過食した後に生じやすい．
　低カリウム血性の周期性四肢麻痺と高カリウム血性周期性四肢麻痺を分類する．治療は病態に応じて，血中のカリウムを調節する．
　急激に弛緩性の四肢麻痺があっても呼吸筋麻痺までに至らないため，その意味では予後良好な疾患と言える．増悪因子として，過食，飲酒，過労，寒冷曝露，精神的ストレス，激しい運動などが挙げられる．非発作時に食事療法，薬物療法に努め，増悪因子は避けたい．

【治療目標】運動機能の改善，脳機能の調整
【処　方】1) **脳活性化**：頂中線（MS5）
　　　　　2) **運動調整**：頂顳前斜線（MS6），頂旁Ⅰ線（MS8），頂旁Ⅱ線（MS9）
　　　　　3) **鍼灸処方**：大椎，合谷，曲池，肩髃，環跳，陽陵泉，足三里，三陰交

5-2　16. 重症筋無力症

　自己免疫疾患である．自己抗体により神経筋接合部の機能が低下することで発症し，運動の反復に伴い骨格筋の筋力が低下（易疲労性）する．夕方に症状が増悪すること（日内変動）を特徴とする病態である．
1) **眼筋型**：眼瞼下垂や複視が多く，症状が眼筋に限局する．
2) **全身型**：四肢，体幹の易疲労性，筋力低下や嚥下障害，構音障害，呼吸障害．
　増悪誘因に感染，疲労，ストレスなどがあるため，その予防を心がける．

【治療目標】運動機能の改善，脳機能の調整
【処　方】1) **脳活性化**：頂中線（MS5）
　　　　　2) **運動調整**：頂顳前斜線（MS6），頂旁Ⅰ線（MS8），頂旁Ⅱ線（MS9）
　　　　　3) **眼部**：枕上正中線（MS12）
　　　　　4) **鍼灸処方**：陽白，魚腰，四白，合谷，曲池，肩髃，環跳，陽陵泉，足三里，三陰交

視床痛(中枢性疼痛)/頭痛

5-2　　17. 視床痛(中枢性疼痛)

　視床は体性感覚路を伝達する中枢の中継点であり，障害されると対側の顔面を含む半身に中枢性疼痛を生じる．これを視床痛という．持続性，自発的なしびれ感や耐えがたい灼熱痛を呈し，微細な刺激でも激痛を感じ，発作性電撃痛がみられる．視床の障害部位により，半側の四肢運動麻痺，感覚障害が2〜3か月後から徐々に出現し，自然寛解は少ない．

　中枢性疼痛は難治性の場合が多い．薬物療法では過度の期待をもたせず，疼痛による夜間不眠の改善，仕事や余暇活動の達成度改善など，具体的目標を設定して治療を着実に行う．鎮痛効果不十分の場合，薬物を減量・中止すると症状が悪化する．再投与することで改善が得られると妥協的な満足が得られることもある．種々の薬物療法が奏効せず，著しいADL制限が改善されない場合や痛みが続く場合には，電気刺激装置を体内に埋め込むことによる，大脳運動野刺激，あるいは視床や内包などへの脳深部刺激も行われる．頭鍼療法はその電気刺激療法と共通点をもち，症状の寛解を治療目標とする．

【治療目標】鎮静，鎮痛，脳機能の調整
【処　方】1) **鎮静**：額中線(MS1)
　　　　　2) **鎮痛**：顳前線(MS10)，顳後線(MS11)
　　　　　3) **脳活性化**：頂中線(MS5)
　　　　　4) **鍼灸処方**：内関，合谷，三陰交，太衝，心兪，肝兪

5-2　　18. 頭痛

　国際頭痛分類第2版により，頭痛は一次性頭痛,二次性頭痛および頭部神経痛,中枢性・一次性顔面痛に分類される．一次性頭痛は慢性頭痛ともいう．片頭痛，緊張型頭痛，群発頭痛は一次性頭痛に分類されている．

1)片頭痛：4〜72時間にわたる持続的頭痛．片側性，拍動性，中等度〜重度の頭痛．日常動作による増悪を特徴とし，悪心，嘔吐，光過敏および音過敏を随伴する．

2)緊張型頭痛：精神的・社会的ストレスなどが誘因となり，頭頸部の筋肉緊張により，両側性に出現する圧迫感または締め付けられる感じをもつ，軽度〜中等度の頭痛である．日常的な動作による増悪，悪心はないが，光過敏または音過敏がある．

3)群発頭痛：片側の眼窩周囲や眼窩を中心に1時間程度続く激痛で，就寝直後に認められることが多い．群発期と寛解期を分け，頭痛発作中は落ち着きなく，頭痛と同側に，流涙・結膜充血・鼻閉・鼻汁などの副交感神経亢進症状やHorner徴候(縮瞳・眼瞼下垂)を随伴する．

【治療目標】鎮静，鎮痛，脳機能の調整
【処　方】1) **鎮静**：額中線(MS1)
　　　　　2) **鎮痛**：顳前線(MS10)，顳後線(MS11)，枕上正中線(MS12)，枕上旁線(MS13)，枕下旁線(MS14)
　　　　　3) **脳活性化**：頂中線(MS5)
　　　　　4) **鍼灸処方**：内関，列欠，三陰交，太衝，心兪，肝兪

三叉神経痛・舌咽神経痛・後頭神経痛/肋間神経痛・坐骨神経痛

5-2　19. 三叉神経痛・舌咽神経痛・後頭神経痛

神経痛は、末梢神経支配領域に沿って生じる疼痛である。特発性と症候性を分ける。急性、または慢性的経過で、持続の短い電撃痛、自発痛、アロディニアを特徴とする。心身にストレスとなり、日常生活の支障となる。

1) 三叉神経痛：主に一側性の顔面（特に第2・3枝領域）の電撃痛や灼熱痛で、口唇周囲、鼻翼、頬などに特定の疼痛域を認め、洗顔、歯磨き、髭剃り、食事などで誘発される。時に眼窩上・下縁、オトガイ部などに圧痛点が確認される。三叉神経領域の発作性の痛みが数秒から2分間持続する。激痛、鋭い痛み、表在痛または刺痛で、誘発因子により増悪する。他疾患を除外する。

三叉神経領域の帯状疱疹後神経痛：三叉神経領域の帯状疱疹により急に続発する疼痛。

2) 舌咽神経痛：咀嚼、嚥下に伴い、咽頭、舌根部に出現する激痛。時に徐脈、血圧低下、失神を伴う。三叉神経第3枝の痛みとは、食事の時、咽頭の動きに伴って出現することで鑑別できる。

3) 後頭神経痛：一側の後頭部から後頭部にかけて上行する電撃痛を特徴とする。大後頭神経、小後頭神経または第3後頭神経の支配領域に生じる発作性の突くような痛みで、時に感覚鈍麻や異常感覚を伴う。

【治療目標】鎮静、鎮痛、脳機能の調整
【処　方】1) 鎮静・鎮痛：額中線(MS1)、顳前線(MS10)、頂顳後斜線(MS7)の4/5〜5/5
　　　　　2) 脳活性化：頂中線(MS5)
　　　　　3) 鍼灸処方：陽白、魚腰、四白、下関、頬車、列欠、合谷、完骨、天柱、足三里、三陰交、太衝、心兪、肝兪

5-2　20. 肋間神経痛・坐骨神経痛

1) 肋間神経痛：一側の体幹の肋間神経の分布に沿った持続性の短い疼痛で、咳や深呼吸、怒責などで誘発される。症候性では、脊椎疾患、脊髄疾患に加えて、帯状疱疹など、原因は多彩である。

2) 坐骨神経痛：坐骨神経は、L4からS2の神経根、腰仙骨神経叢から、梨状筋下孔を経て大腿後面を下行し、脛骨神経・腓骨神経に分布する。坐骨神経の分布に沿った疼痛をいう。脊椎症、特に腰椎椎間板症、腰椎分離すべり症、腰部脊柱管狭窄症、変形性脊椎症などに関連した神経根症が多いが、梨状筋症候群、帯状疱疹、腫瘍（特に転移性骨腫瘍など）、炎症などにもみられる。

【治療目標】鎮静、鎮痛、脳機能の調整
【処　方】1) 鎮静・鎮痛：頂旁Ⅰ線(MS8)、頂顳後斜線(MS7)の1/5〜2/5、額旁Ⅰ線(MS2)
　　　　　2) 脳活性化：頂中線(MS5)
　　　　　3) 鍼灸処方：環跳、陽陵泉、足三里、太衝、肝兪、腎兪、大腸兪

5-2 神経・筋疾患

めまい/メニエール病

5-2　21. めまい

めまいに起因する疾患は多彩である．前庭感覚，視覚，深部感覚のアンバランスや統合異常により生じる異常感覚を特徴とし，血圧低下やうつなどの心因性症状，悪心・嘔吐を随伴する．

1) 中枢性めまい：ふらふらするような浮動性のめまいであり，神経症候を伴っている．① 脳幹障害：麻痺，感覚障害，構音障害，眼球運動障害，② 小脳上部の障害：構音障害や四肢の運動失調，③ 小脳下部の障害：体幹失調を伴う，を区別する．

2) 末梢性めまい：中枢性めまいより，発症頻度が高い．最も頻度が高いのは良性発作性頭位めまい症である．

治療は，原因疾患の治療，急性期の対症療法，慢性期の維持療法に分けられる．

【治療目標】脳機能の調整，めまいの改善，平衡機能の改善
【処　方】1) **めまい**：顳後線 (MS11)
　　　　　2) **平衡調整**：枕下旁線 (MS14)
　　　　　3) **脳活性化**：頂中線 (MS5)
　　　　　4) **鎮静**：額中線 (MS1)
　　　　　5) **鍼灸処方**：風池，翳風，聴宮，太衝，肝兪，腎兪

5-2　22. メニエール病

内耳性のめまいである．反復性発作，難聴，耳鳴，耳閉感を特徴とする回転性めまいである．

急性期には，対症療法として，鎮静を基本とし，悪心・嘔吐などの自律神経症状を軽減する．難聴が急速に進行した場合には，副腎皮質ステロイドの投与を追加する．回復期には，内服薬による薬物治療を行う．間欠期には，発作の再発抑制，残存する難聴の改善を目指し，生活習慣の改善，十分な睡眠，適度の運動，禁煙，減塩，多めの水分摂取に努める．

【治療目標】脳機能の調整，めまいの改善，平衡機能の改善
【処　方】1) **めまい**：顳後線 (MS11)
　　　　　2) **平衡調整**：枕下旁線 (MS14)
　　　　　3) **脳活性化**：頂中線 (MS5)
　　　　　4) **鎮静**：額中線 (MS1)
　　　　　5) **鍼灸処方**：風池，翳風，聴宮，太衝，肝兪，腎兪

乗り物酔い（動揺病）/本態性振戦

5-2　23．乗り物酔い（動揺病）

　車酔い，船酔いともいう．動揺病や加速度病と同義である．車，船舶，飛行機，列車，ジェットコースターなどの乗り物に乗った際，身体への加速や動揺により生ずる病態をいう．あくび，顔面蒼白，冷や汗，頭痛，悪心，嘔吐などの自律神経症状を呈する．前庭覚（半規管や耳石），視覚，身体の深部感覚（体性感覚）により，大脳での情報処理が錯乱することによると考えられる．

　7歳前後で多く認められるが，高学年に従い減少する傾向となる．成人では女性に多い．心理的要因に過労，睡眠不足，車内の空気の汚れや暑さなどが影響する．

　乗り物酔い（動揺病）の予防や改善について心理的訓練，自律訓練やリラクセーション療法など，行動療法が行われる．十分な睡眠，休憩，空腹や過食を避けることも忘れない．薬物療法は乗り物に乗る30分前や，症状が発現する前の服用がポイントとなる．

【治療目標】脳機能の調整，鎮静，平衡機能の改善
【処　方】1) **めまい**：顳後線（MS11）
　　　　　2) **平衡調整**：枕下旁線（MS14）
　　　　　3) **脳活性化**：頂中線（MS5）
　　　　　4) **鎮静**：額旁Ⅰ線（MS2），額旁Ⅱ線（MS3）
　　　　　5) **鍼灸処方**：印堂，内関，翳風，聴宮，太衝，肝兪，腎兪

5-2　24．本態性振戦

　振戦は，「ふるえ」のことである．本態性振戦は，そのふるえが日常生活に障害をきたす病態である．家族性本態性振戦，姿勢時振戦，動作時振戦に分類される．臨床では，パーキンソン病などの神経疾患，甲状腺機能亢進症，薬物の副作用，アルコール離脱症状，肝性脳症などの代謝性脳症を鑑別しなければならない．

　薬物治療は60～70％の患者に有効であるが，定位脳手術は薬物無効で，手の振戦が顕著となる場合に選択される．

【治療目標】脳機能の調整，鎮静
【処　方】1) **脳活性化**：頂中線（MS5）
　　　　　2) **振戦改善**：頂顳前斜線（MS6），頂旁Ⅰ線（MS8），頂旁Ⅱ線（MS9）
　　　　　3) **鎮静**：額中線（MS1）
　　　　　4) **鍼灸処方**：風池，大椎，曲池，合谷，陽陵泉，足三里，太衝，肝兪，腎兪

5-3. 環境・職業因子による疾患の頭鍼療法

環境・職業因子による疾病に対する関心が高まる．頭鍼療法は，健康管理，健康増進，職場におけるメンタルヘルス，心身ケアに寄与する．

● 治療部位

①頭頂部にある頂中線（MS5）・頂旁Ⅰ線（MS8）・頂旁Ⅱ線（MS9）．②側頭部にある頂顳前斜線（MS6）・頂顳後斜線（MS7）．③前頭部にある額中線（MS1）・額旁Ⅰ線（MS2）・額旁Ⅱ線（MS3）・額旁Ⅲ線（MS4）を基本としている．

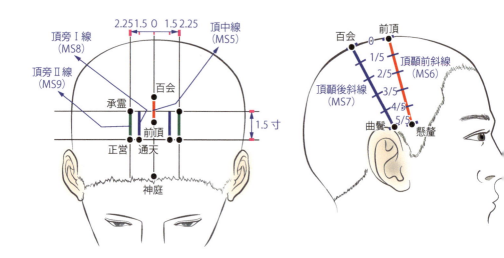

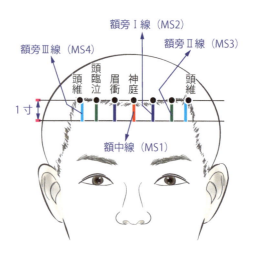

急性放射線障害/高山病

1. 急性放射線障害

　全身に1グレイ以上の放射線被曝を受けたときに発症する急性障害である．時間経過に沿って前駆期，潜伏期，発症期，回復期に分ける．代表的な症候は造血機能障害，消化管障害，脳血管・中枢神経障害，皮膚障害などである．発症の程度，生命の危険度は放射線の種類，線量，線量率，外部照射か内部照射（放射性同位元素の吸入など）によりその対処法が異なる．

1）前駆期：被曝後48時間以内に発症し，悪心，嘔吐，一過性の下痢などの消化器症状を主症とする．全身倦怠感，唾液腺腫脹，頭痛，発熱，皮膚の発赤などを随伴する．

2）潜伏期：2グレイ以上の被曝放射線線量で，細胞死を招き数日後に臓器障害をきたす．造血不全，白血球減少による感染，血小板減少による出血がみられる．消化管粘膜障害による下痢，下血，皮膚の発赤やびらん，脱毛が随伴する．中枢神経症状として一過性の意識障害，痙攣もある．

　放射線被曝の緊急対応として，全身被曝と局所被曝を分け，患者の除染，外傷や熱傷への対処が行われる．内部被曝の場合は，予防的に安定ヨウ素薬投与が行われる．

　頭鍼療法の効果は限定的であるが，心身のケアをサポートする．

【治療目標】鎮静，心身ケア
【処　方】
1) 鎮静：額中線（MS1），額旁Ⅰ線（MS2），額旁Ⅱ線（MS3），額旁Ⅲ線（MS4）
2) 脳活性化：頂中線（MS5）
3) 鍼灸処方：心兪，肝兪，脾兪，腎兪，内関，神門，関元，三陰交，太衝

2. 高山病

　吸入気酸素分圧の低下に起因する低酸素血症である．疲労，脱水，寒冷などが関与し，呼吸器，循環器，血液疾患などを有する人や，ハイペースな登山になりがちな若年者に発症しやすい．一般的に4～12時間以内に頭痛，悪心と嘔吐，疲労と脱力，めまいとふらつき，睡眠障害などの症状が現れる．高地肺水腫や高地脳浮腫は，海抜3,000m以上に発症する．

　ゆっくり登る，深呼吸する．水分を十分に補給する．保温に努め，酸素吸入を行い，ベルトなどで体を締め付けないなどの予防を大切にしたい．予防薬として，換気を促進して低酸素血症を軽減する薬物が用いられている．

　頭鍼療法は，高地肺水腫や高地脳浮腫を除き，高山病にみられる症状を軽減する．

【治療目標】脳機能の調整，鎮静，平衡機能の改善．
【処　方】
1) めまい：顳後線（MS11）
2) 平衡調整：枕下旁線（MS14）
3) 脳活性化：頂中線（MS5）
4) 鎮静：額旁Ⅰ線（MS2），額旁Ⅱ線（MS3）
5) 鍼灸処方：内関，翳風，聴宮，中脘，足三里，太衝，脾兪，肝兪，腎兪

5-3 環境・職業性因子による疾患

振動障害/VDT作業による障害

5-3　3．振動障害

　手持ちの振動工具を長期間使用する職人にみられる．手指，前腕に末梢循環障害，末梢神経障害，筋骨格系（運動器）障害をきたす症候群である．

　振動障害には，手の冷えやレイノー現象，手指のしびれや疼痛，感覚鈍麻などの末梢神経障害，さらに上肢関節の疼痛や握力低下，巧緻性低下など，運動器障害を随伴する．

　原因である振動工具の使用を禁止する．日常生活では禁煙し，寒冷期の保温，適度な運動が大切である．対症療法として，末梢循環改善のための理学療法と，症状改善やレイノー現象の発作軽減のために薬物療法を行う．

【治療目標】感覚・運動機能の改善，鎮静
【処　方】1）**運動調整**：障害反対側の頂顬前斜線 (MS6)，頂旁Ⅰ線 (MS8)，頂旁Ⅱ線 (MS9)
　　　　　2）**感覚調整**：障害反対側の頂顬後斜線 (MS7)
　　　　　3）**脳活性化**：頂中線 (MS5)
　　　　　4）**鎮静**：額中線 (MS1)
　　　　　5）**鍼灸処方**：風池，合谷，曲池，肩髃，環跳，陽陵泉，足三里，三陰交

5-3　4．VDT作業による障害

　パソコン・ディスプレイ端末作業，テレビゲーム，スマートフォンなど，眼を酷使することによる眼精疲労を主症とし，身体的，精神的に多彩な症状が随伴される症候群である．近年，IT情報技術や機器の普及に従い，VDT症候群は年齢層を問わず，急激に増加している．

　自覚症状は，眼の疲れ，痛み，乾き，かすみ，さらに頸肩腕部のこり，腰痛，だるさ，手足のしびれ，生理不順などがみられる．精神症状として，不眠，うつなどがある．眼症状として瞬目の減少，機能的なドライアイがみられる．厚生労働省が「VDT作業における労働衛生管理のためのガイドライン」を詳細に定め，健康管理を呼びかけている．

　作業中，適切な休憩，身体運動，眼との距離を適切に保持する，適切な照明などに留意する．

　眼症状には人工涙液点眼薬，保湿点眼薬および毛様体筋の過緊張を調節する眼薬が処方される．頸肩腕部のこりや腰痛には，整形外科で，運動療法，姿勢調整，温熱療法が行われる．精神神経症状には，カウンセリングや抗不安薬，抗うつ薬，睡眠薬などを処方する．

【治療目標】脳機能の調整，鎮静，心身ケア
【処　方】1）**鎮静**：額中線 (MS1)
　　　　　2）**脳活性化**：頂中線 (MS5)
　　　　　3）**眼症状**：枕上正中線 (MS12)，枕上旁線 (MS13)
　　　　　4）**運動調整**：頂旁Ⅱ線 (MS9)，頂顬後斜線 (MS7) の2/5
　　　　　5）**鍼灸処方**：睛明，内関，合谷，手三里，委中，足三里，三陰交，太衝

職場不適応症

5. 職場不適応症

　職場でのさまざまな生活上の葛藤による，心身のストレスに耐えきれず，不安やあせり，うつ気分，絶望感，職場への怒り，嫌悪感，遅刻，無断欠勤，さらに休業までに追い込まれる状態である．うつ傾向とうつ病に似ているが，適応障害に分類される．

【治療目標】鎮静，心身ケア
【処　　方】1) **鎮静**：額中線(MS1)，額旁Ⅰ線(MS2)，額旁Ⅱ線(MS3)，額旁Ⅲ線(MS4)
　　　　　　2) **脳活性化**：頂中線(MS5)
　　　　　　3) **鍼灸処方**：心兪，肝兪，脾兪，内関，三陰交，太衝

5-4. 整形外科疾患の頭鍼療法

整形外科疾患は，人体の骨・関節・筋肉等の運動器系を基盤とし，神経や血管と切っても切れない病態を有する．スポーツ人口や高齢者の増加により，整形外科疾患への医療は，重要な医療課題である．整形外科疾患では手術療法，保存的療法および多くの代替療法が応用されている．頭鍼療法は，整形外科疾患にみられる運動障害，運動機能の改善および痛みケアに寄与している．

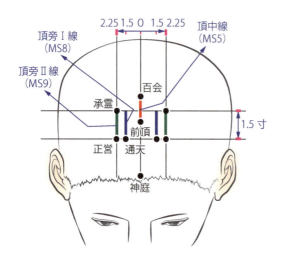

● 治療部位

① 頭頂部にある頂中線（MS5）・頂旁Ⅰ線（MS8）・頂旁Ⅱ線（MS9）．② 側頭部にある頂顳前斜線（MS6）・頂顳後斜線（MS7）を基本としている．

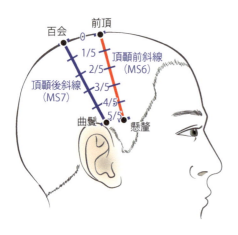

腰痛症

5-4　　　　　1. 腰　痛　症

　外来で最も多い来院があり，加齢とともに発症率は上昇している．腰背部に痛みを生じている病態であり，原因疾患は多岐にわたるため，鑑別診断が一番重要である．

1)ぎっくり腰：急性腰痛症を含め，腰痛症の約80％以上は臨床検査では特異的な病態がはっきりしない非特異的腰痛である．だいたい1～2週間で軽快するが，2週間を超えて疼痛が改善しない，または増悪や変化がある場合には，専門病院での精密検査を行う．

2)原因疾患に起因する腰痛症：悪性腫瘍，感染，骨折，その他炎症性疾患による腰痛症や坐骨神経痛，馬尾症状といった神経症状を伴う腰痛症がある．発症率は比較的低いが，早期診断，早期治療を要する．問診時に，発熱，体重減少，悪性腫瘍の既往，先行感染症，易感染性，外傷歴などの有無を必ず確認する．

3)慢性腰痛症：6週間以上持続する腰痛を臨床定義とする．疼痛を軽減し，日常生活ができるようにはかることを治療目的とし行う．

　治療は過剰な安静を必要としない．適切な運動，疼痛の軽減およびADLの改善が重要となる．頭鍼療法は，疼痛の緩和，運動機能の改善に一助となる．

【治療目標】鎮静，鎮痛，感覚・運動機能の改善
【処　　方】1) 運動調整：障害反対側の頂顳前斜線 (MS6) の1/5，頂旁Ⅰ線 (MS8)
　　　　　　2) 感覚調整：障害反対側の頂顳後斜線 (MS7) の1/5
　　　　　　3) 脳活性化：頂中線 (MS5)
　　　　　　4) 鎮静：額中線 (MS1)
　　　　　　5) 鍼灸処方：腎兪，大腸兪，環跳，委中，陽陵泉，内関，人中

5-4 整形外科疾患

腰椎椎間板ヘルニア／腰椎変形性脊椎症・脊柱管狭窄症

5-4　　2．腰椎椎間板ヘルニア

　椎間板の髄核組織が，脊柱管内に突出あるいは脱出した病態である．突出したヘルニア塊により神経根や馬尾が圧迫され，腰痛，下肢痛・下肢のしびれ感を主症とする．20〜40歳代に好発する．罹患部位として，L4〜5間が最も多く，次にL5〜S1間である．下位腰椎椎間板（L4〜5，L5〜S1）ヘルニアによる神経根性疼痛は，坐骨神経痛という．腰痛，下肢痛は運動や労働によって増悪し，安静で軽快する場合が多いが，重症の場合は，下肢筋力低下，知覚鈍麻や膀胱直腸障害などの症状がみられる．SLRテストは坐骨神経痛の誘発テストで，下位腰椎椎間板ヘルニアを，FNSTではL2〜3，L3〜4椎間板ヘルニアが示唆される．

　腰椎椎間板ヘルニア（坐骨神経痛）は保存療法を基本とする．

急性期：適切な姿勢で安静を保たせる．必要に応じて軟性コルセットを装着する．抗炎症薬，筋弛緩薬を処方する．強い疼痛の場合は硬膜外ブロックを行う．

慢性期：物理療法と運動療法を行い，疼痛の軽減，運動機能の改善およびADLの保持を治療方針とする．下肢麻痺や膀胱直腸障害などの重症例や難治例では手術療法が行われる．頭鍼療法は疼痛の緩和，運動機能の改善をサポートする．

【治療目標】鎮静，鎮痛，感覚・運動機能の改善
【処　　方】1）運動調整：障害反対側の頂顳前斜線（MS6）の1/5，頂旁Ⅰ線（MS8）
　　　　　　2）感覚調整：障害反対側の頂顳後斜線（MS7）の1/5
　　　　　　3）脳活性化：頂中線（MS5）
　　　　　　4）鎮静：額中線（MS1）
　　　　　　5）鍼灸処方：腎兪，大腸兪，環跳，委中，陽陵泉，崑崙，太渓，内関，人中

5-4　　3．腰椎変形性脊椎症・脊柱管狭窄症

1）腰椎変形性脊椎症：加齢にともなう椎間板の骨硬化・骨棘の形成と靭帯の肥厚・変性により，引き起こされた病態である．

2）腰部脊柱管狭窄症：神経性間欠跛行を特徴とし，黄色靭帯や椎間関節の肥厚，椎間板膨隆，すべりなどにより，脊柱管が狭窄し，神経圧迫症状を呈する病態である．

　保存療法を治療の基本方針とするが，神経脱落症状や膀胱直腸障害などの重症例には手術適応となる．頭鍼療法は，疼痛の緩和，運動機能の改善をサポートする．

【治療目標】鎮静，鎮痛，感覚・運動機能の改善
【処　　方】1）運動調整：障害反対側の頂顳前斜線（MS6）の上1/5，頂旁Ⅰ線（MS8）
　　　　　　2）感覚調整：障害反対側の頂顳後斜線（MS7）の上1/5
　　　　　　3）脳活性化：頂中線（MS5）
　　　　　　4）鎮静：額中線（MS1）
　　　　　　5）鍼灸処方：腎兪，大腸兪，環跳，委中，陽陵泉，内関，人中

膝関節の症候

4. 膝関節の症候

1) **変形性膝関節症**：中年以降の肥満女性に好発する．内側型（O脚変形）が多いが，外側型（X脚変形）もある．疼痛（運動開始時，階段昇降時，長時間の歩行），膝関節水腫（膝蓋跳動），大腿四頭筋萎縮，膝関節の可動域制限，内反変形，側方動揺，クリック音（軋轢音），関節裂隙の圧痛がみられる．

2) **ハムストリング症候群**：大腿後方にある大腿二頭筋，半膜様筋および半腱様筋の3筋をハムストリングスという．下肢の動きに深く関わる．スポーツで，肉離れなどの障害を起こし，疼痛，運動障害および腫脹がみられる．

3) **腸脛靭帯炎**：長距離走の選手に発生しやすい．大腿骨外側上顆の骨性隆起部と腸脛靭帯との過度な摩擦によって，炎症や疼痛がみられる．

4) **膝関節滑液包炎**：膝関節周囲にある靭帯，筋腱，骨の摩擦により滑液包へストレスを与え，膝関節の滑液包に圧痛・運動痛・腫脹がみられる．

5) **ジャンパー膝**：膝蓋靭帯炎のことで，バレーボールやバスケットボールなどのジャンプを行う競技者に主に起こる．膝蓋骨下端と膝蓋靭帯の付着部に疼痛，膝蓋骨下端に萎縮像や骨棘形成がみられる．

6) **オズグッド病**：脛骨粗面の骨化部に繰り返し牽引力がかかって発生する．発育期によくジャンプをする男子に多い．脛骨粗面に圧痛，骨性の隆起，運動痛がみられる．

7) **鵞足炎**：鵞足は半腱様筋，薄筋と縫工筋からなる．運動ストレスにより，膝蓋骨の内下方で脛骨内側顆に，圧痛，ゴリゴリした感じや腫脹がみられる．

【治療目標】鎮静，鎮痛，感覚・運動機能の改善

【処　方】
1) **運動調整**：障害反対側の頂顳前斜線（MS6）の1/5，頂旁Ⅰ線（MS8）
2) **感覚調整**：障害反対側の頂顳後斜線（MS7）の1/5
3) **脳活性化**：頂中線（MS5）
4) **鎮静**：額中線（MS1）
5) **鍼灸処方**：風市，梁丘，血海，犢鼻，委中，陽陵泉，陰陵泉，足三里，三陰交，内関，人中

第5章　頭鍼の臨床

下腿の症候

5-4　5. 下腿の症候

1)脛骨神経麻痺：脛骨神経は後脛骨動脈に沿って下走し，下腿三頭筋や足底筋を支配する．外傷，挫折，および走行部位の絞扼により，足関節の底屈，内転障害，下腿後面から足底部への知覚障害，外反鉤足などの脛骨神経麻痺症状がみられる．

2)(総)腓骨神経麻痺：総腓骨神経は腓骨頭のすぐ下で，①外側腓腹皮神経，②浅腓骨神経と③深腓骨神経の3つに枝分かれする．外傷，挫折および走行部位の絞扼により腓骨神経麻痺が発症する．足関節の背屈，外反運動障害，下腿前外側から足背への知覚障害，下垂足（内反尖足）がみられる．

3)コンパートメント症候群：上肢と下肢の骨と筋膜によって構成される区画（コンパートメント）の内圧が，外傷性の血腫，浮腫，ギプスや弾力包帯の圧迫などを原因に上昇し，血行障害や神経麻痺をきたし，さらに筋の機能不全や筋壊死に至る病態である．症状として，激しい疼痛，障害筋のストレッチによる疼痛の増強，知覚障害や運動障害がみられる．

4)前腓骨神経症候群：足関節，母指の背屈障害，母指～第2指の知覚障害が特徴となる．

5)シンスプリント：脛骨に沿って，特にその下方1/3にみられるうずくような鈍痛が特徴となる．

【治療目標】鎮静，鎮痛，感覚・運動機能の改善
【処　方】1) 運動調整：障害反対側の頂顳前斜線(MS6)の1/5，頂旁Ⅰ線(MS8)
　　　　　2) 感覚調整：障害反対側の頂顳後斜線(MS7)の1/5
　　　　　3) 脳活性化：頂中線(MS5)
　　　　　4) 鎮静：額中線(MS1)
　　　　　5) 鍼灸処方：陽陵泉，足三里，承山，外丘，三陰交，崑崙，内関

足関節の症候

5-4　6. 足関節の症候

1) 足根管症候群：足の屈筋支帯と脛骨，踵骨に囲まれている区画を足根管という．その狭隘なスペースを(後)脛骨神経・長母趾屈筋，長趾屈筋・脛骨動脈が走行する．外傷，長距離歩行，妊娠およびガングリオンにより，足根管症候群が発症し，脛骨神経麻痺，足底や足指の知覚障害，疼痛がみられる．

2) アキレス腱炎(周囲炎)：アキレス腱は腓腹筋とヒラメ筋の腱が共通腱となって踵骨に停止する．アキレス腱炎とアキレス腱周囲炎はランニングやジャンプ等を繰り返すスポーツで発症する．足関節に捻挫や打撲がないのに，アキレス腱に疼痛，運動痛がみられる．重症になると，日常の歩行や階段の昇り降りでも疼痛をみる．

3) アキレス腱断裂：アキレス腱断裂部に陥凹，足関節に底屈障害，つま先立ち不可能，トンプソンテスト陽性がみられる．

4) 足関節靭帯損傷：スポーツや転倒などの急激な外力により足関節の運動障害を引き起こす．外側側副靭帯損傷が多く，疼痛，腫脹，皮下出血がみられる．

【治療目標】鎮静，鎮痛，感覚・運動機能の改善
【処　方】
1) 運動調整：障害反対側の頂顳前斜線(MS6)の1/5，頂旁Ⅰ線(MS8)
2) 感覚調整：障害反対側の頂顳後斜線(MS7)の1/5
3) 脳活性化：頂中線(MS5)
4) 鍼灸処方：陽陵泉，足三里，太渓，崑崙，商丘，解渓，丘墟

5-4 整形外科疾患

頸椎症性脊髄症・頸部神経根症/頸椎捻挫

5-4　7. 頸椎症性脊髄症・頸部神経根症

　頸椎症性脊髄症と頸部神経根症とは，頸椎部の加齢変性により神経根や脊髄が圧迫される病態である．

1）頸椎症性脊髄症状：圧迫の部位や程度により異なるが，上肢に髄節性の運動および感覚障害，下肢に錐体路症状と知覚障害，横断性障害では障害部以下の運動麻痺と感覚麻痺がみられる．神経根症状より，脊髄症では寛解と増悪を繰り返し，慢性的に進行する．保存療法より，手術療法が優先される．

2）頸部神経根症：激しい頸部痛と頸椎の運動制限，上肢への放散痛を特徴とし，支配神経領域に知覚障害や筋力低下をみる．痛みは胸部へも放散することがあり，狭心症との鑑別診断に注意する．頸椎牽引，頸椎固定，薬物治療や神経根ブロックなどの保存療法が基本の治療方針となるが，不適切な牽引やカイロプラクティスは慎重にすべきである．

【治療目標】鎮静，鎮痛，感覚・運動機能の改善
【処　方】1）運動調整：障害反対側の頂顳前斜線（MS6）の3/5〜4/5, 頂旁Ⅱ線（MS9）
　　　　　2）感覚調整：障害反対側の頂顳後斜線（MS7）の3/5〜4/5
　　　　　3）脳活性化：頂中線（MS5）
　　　　　4）鎮静：額中線（MS1）
　　　　　5）鍼灸処方：風池，天柱，頸百労，極泉，肩髃，肩貞，曲池，手五里，外関

5-4　8. 頸椎捻挫

　いわゆるむち打ち損傷・外傷性頸部症候群で，頸椎を支持する軟部組織（筋肉，靭帯，椎間板）の損傷を特徴とする．交通事故に起因することが多いが，その他に転倒・転落，スポーツ，暴力，労災などによるものもある．臨床症状として頸部痛，頭痛などを主症状とし，上肢のしびれ，脱力や，めまい，耳鳴り，悪心，全身倦怠感，口渇感，集中力低下を随伴する．
　ケベック分類のgradeⅠでは安静や頸椎カラー装着などは必要ない．gradeⅡ〜Ⅲでは強い痛みを伴う場合には数日間の安静やカラー装着を行う．急性期には非ステロイド性消炎鎮痛薬を，慢性化例には抗うつ薬や抗不安薬を投与する．理学療法は等尺性運動やストレッチングを比較的早期から行い，頸椎牽引や温熱療法を補完的に加える．
　頸椎捻挫の予後は良好で，できるだけ早期に日常生活に復帰させる．

【治療目標】鎮静，鎮痛，感覚・運動機能の改善
【処　方】1）運動調整：障害反対側の頂顳前斜線（MS6）の3/5〜4/5, 頂旁Ⅱ線（MS9）
　　　　　2）感覚調整：障害反対側の頂顳後斜線（MS7）の3/5〜4/5
　　　　　3）脳活性化：頂中線（MS5）
　　　　　4）鎮静：額中線（MS1）
　　　　　5）鍼灸処方：風池，天柱，頸百労，肩井，曲池，手三里，外関，合谷

五十肩・腱板断裂(損傷)/胸郭出口症候群

5-4　9. 五十肩・腱板断裂(損傷)

　腱板や上腕二頭筋長頭腱などの肩軟部組織の変性や老化に起因する有痛性肩関節疾患である．中高齢者に好発する．

1)特発性五十肩：原因不明で，肩関節の疼痛と全方向への肩関節の運動が障害される．

2)二次性五十肩

①肩関節疾患：腱板断裂，石灰性腱炎，上腕二頭筋長頭腱炎，変形性肩関節症，肩外傷など．腱板断裂(損傷)は，加齢とともに増加し，腱板の変性が生じる．また，運動や外傷による機械的刺激も原因疾患に起因することもある．インピンジメント徴候や断裂筋腱の筋力低下を認める．

②肩以外の疾患：糖尿病，甲状腺機能障害，心臓疾患，肺疾患，神経疾患，頚椎疾患など．

　自然治癒する傾向があるが，回復まで最大2～3年を要し，軽度の可動域制限が残存することも多い．保存療法が基本となる．急性期には，疼痛を軽減することが優先され，いたずらに運動療法は行わない．回復期には適切な運動を行わせる．

【治療目標】鎮静，鎮痛，感覚・運動機能の改善
【処　方】1) 運動調整：障害反対側の頂顳前斜線(MS6)の3/5～4/5, 頂旁Ⅱ線(MS9)
　　　　　2) 感覚調整：障害反対側の頂顳後斜線(MS7)の3/5～4/5
　　　　　3) 脳活性化：頂中線(MS5)
　　　　　4) 鎮静：額中線(MS1)
　　　　　5) 鍼灸処方：頚百労，巨骨，肩髃，肩髎，肩貞，侠白，外関，合谷

5-4　10. 胸郭出口症候群

　腕神経叢は，斜角筋間から肋鎖間隙を経由し小胸筋の下を走行する．それぞれの部位で障害されると，胸郭出口症候群をきたす．女性に好発する．

　臨床症状として，上肢のしびれ，肘痛，肩痛，上肢脱力，上肢冷感，浮腫を呈す．上腕内側部から前腕内側部に知覚障害などがみられる．

　治療は，保存的治療が基本となる．ストレッチを中心としたリハビリテーションが有効である．

【治療目標】鎮静，鎮痛，感覚・運動機能の改善
【処　方】1) 運動調整：障害反対側の頂顳前斜線(MS6)の2/5, 頂旁Ⅱ線(MS9)
　　　　　2) 感覚調整：障害反対側の頂顳後斜線(MS7)の2/5
　　　　　3) 脳活性化：頂中線(MS5)
　　　　　4) 鎮静：額中線(MS1)
　　　　　5) 鍼灸処方：頚百労，極泉，中府，雲門，気戸，手三里，外関，太淵，陽渓

頸肩腕症候群・肩こり

11. 頸肩腕症候群・肩こり

1) 頸肩腕症候群：頸部から肩，上肢にかけての疼痛，こり感，しびれを呈する病態の総称である．

(1) 整形外科疾患に起因する頸肩腕症候群：
① 変形性頸椎症，頸椎症性脊髄症，頸椎症性神経根症，頸椎椎間板ヘルニア，後縦靭帯骨化症，頸椎・頸髄腫瘍，脊椎炎などの頸椎疾患．② 肩関節周囲炎などの肩関節疾患．③ 胸郭出口症候群．

(2) 高血圧，肺疾患，耳鼻科疾患に起因する頸肩腕症候群．

(3) 作業関連（職業）に起因する頸肩腕症候群：長時間のデスクワーク，モニター画面の注視やタイピング操作．

2) 肩こり：後頸部から肩甲部にかけての筋肉のこわばり，不快感，違和感，鈍痛をいう．同一姿勢での作業，頸椎や肩関節の機能障害などによって僧帽筋に負荷がかかり発生する．ストレスと関連が深い．

治療は保存療法が基本となる．鎮痛・鎮静の薬物療法，物理療法，適切な姿勢の保持，運動療法などが行われる．

【治療目標】鎮静，鎮痛，感覚・運動機能の改善

【処　　方】1) 運動調整：障害反対側の頂顳前斜線（MS6）の3/5～4/5, 頂旁Ⅱ線（MS9）
　　　　　　2) 感覚調整：障害反対側の頂顳後斜線（MS7）の3/5～4/5
　　　　　　3) 脳活性化：頂中線（MS5）
　　　　　　4) 鎮静：額中線（MS1）
　　　　　　5) 鍼灸処方：風池，天柱，頸百労，肩井，天宗，曲池，手三里，外関，合谷

肘関節の疾患

12. 肘関節の疾患

1) **上腕骨外側上顆炎（バックハンドテニス肘・テニス肘）**：上腕骨外側上顆という骨突出部は、手関節ならびに手指の伸筋群、回外筋の起始である。これらの筋群に微小な断裂や変性、骨膜の炎症が生じると、前腕の回内位で物を持ち上げる、タオルをしぼる、雨戸を閉めるなどの動作時、上腕外側上顆を起始とする伸筋群の緊張を高めるため、痛みを呈する病態である。

2) **上腕骨内側上顆炎（フォアハンドテニス肘・ゴルフ肘）**：手の酷使により、前腕屈筋群に慢性的ストレスが加わり、その筋群の腱線維に微小な亀裂が生じ、線維化や肉芽が形成されることにより発症する。

3) **肘部管症候群**：肘部管で尺骨神経が絞扼される病態。小指および薬指半分とその付け根部分にしびれ感、手内筋の萎縮、小指と薬指に変形（かぎ爪指変形）、指の巧緻運動に障害がみられる。

4) **橈骨神経麻痺**：上腕中央部の障害であり、母指（親指）・示指・中指の背側を含む手背から前腕の母指側の感覚に障害が生じ、下垂手になる。

5) **正中神経麻痺**：母指から薬指母指側1/2までの掌側の知覚障害、および手関節の屈曲、手指の屈曲、さらに母指球筋が障害される。

6) **前骨間神経麻痺**：母指と示指の第1関節が屈曲できなくなる（涙のしずくサイン陽性）が、知覚障害はない。

7) **尺骨神経麻痺**：前腕の尺側と小指・薬指小指側1/2の掌背側の知覚障害と、薬指、小指の屈曲障害、母指球を除く手掌の筋肉が麻痺し、巧緻運動障害が生じかぎ爪変形となる。

【治療目標】鎮静、鎮痛、感覚・運動機能の改善

【処　方】
1) **運動調整**：障害反対側の頂顳前斜線（MS6）の中2/5、頂旁Ⅱ線（MS9）
2) **感覚調整**：障害反対側の頂顳後斜線（MS7）の下2/5
3) **脳活性化**：頂中線（MS5）
4) **鎮静**：額中線（MS1）
5) **鍼灸処方**：曲池、手三里、列欠、内関、神門、合谷

手関節の症候

5-4　13. 手関節の症候

1) 手根管症候群：手掌（手根管幹）での正中神経が絞扼される病態。女性に多い（特に出産後および更年期）。母指球筋の萎縮（猿手），母指対立機能障害，ファーレンテスト，チネルサイン陽性となる。

2) ギヨン管症候群：ギヨン管は尺骨神経管。手掌での尺骨神経が絞扼される病態。小指，環指の小指側にしびれ，知覚障害，手の巧緻運動障害，尺骨神経が支配する筋肉の萎縮，フローマンサイン陽性となる。

3) ドケルバン病：手関節橈側にみられる橈骨茎状突起部での狭窄性腱鞘炎。疼痛，腫脹，局所に熱感，母指の外転に痛み，フィンケルシュタインテスト陽性となる。

【治療目標】鎮静，鎮痛，感覚・運動機能の改善
【処　　方】1) **運動調整**：障害反対側の頂顳前斜線 (MS6) の中 2/5，頂旁Ⅱ線 (MS9)
　　　　　2) **感覚調整**：障害反対側の頂顳後斜線 (MS7) の下 2/5
　　　　　3) **脳活性化**：頂中線 (MS5)
　　　　　4) **鎮静**：額中線 (MS1)
　　　　　5) **鍼灸処方**：小海，少海，曲池，内関，大陵，陽渓，合谷，後渓

5-5. 泌尿器系疾患の頭鍼療法

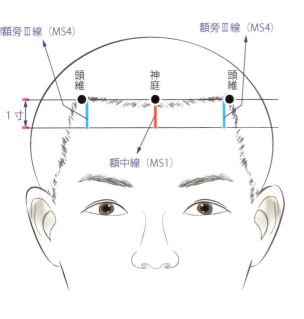

原因疾患を治療するよりも，疼痛，排尿障害などの症状の寛解や心身ケアに焦点をあてる．

● 治療部位

① 前頭部にある額中線（MS1）・額旁Ⅲ線（MS4）．
② 頭頂部にある頂中線（MS5）を基本としている．

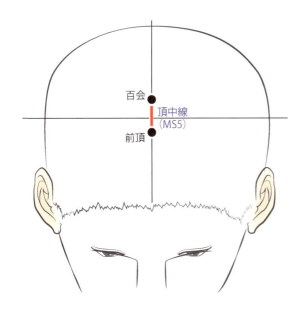

第5章　頭鍼の臨床

5-5 泌尿器系疾患

腎・尿管結石／膀胱炎

5-5　　1. 腎・尿管結石

腎・尿管結石は，食生活や生活様式の欧米化，高齢者人口の増加および診断技術の向上により，その罹患率は増加し，再発率も高い．臨床症状として，腰背部・側腹部の激痛（疝痛発作），血尿，頻尿・尿意切迫感・残尿感などの膀胱炎様症状を随伴する．感染を合併すると腎盂腎炎による発熱がみられる．

【治療目標】鎮静，鎮痛，泌尿機能調整
【処　方】
1) 鎮静・鎮痛：額中線（MS1）
2) 機能調整：額旁Ⅲ線（MS4），頂顳後斜線（MS7）の上1/5
3) 脳活性化：頂中線（MS5）．
4) 鍼灸処方：気海，腎兪，志室，三焦兪，膀胱兪，八髎，行間，太渓

5-5　　2. 膀　胱　炎

外尿道口から逆行性に膀胱に侵入した細菌により引き起こされる非特異的感染症である．
1) **急性膀胱炎**：性的活動期の女性に好発する．臨床症状として，排尿痛，頻尿，残尿感，血尿．感染を伴う場合に発熱がみられる．
2) **慢性複雑性膀胱炎**：高齢者に多い．前立腺肥大症，神経因性膀胱，膀胱癌，および尿道留置カテーテルなどからの起炎菌により引き起こされる．初期には排尿痛などの急性症状がみられ，急性増悪すると急性腎盂腎炎，急性前立腺炎（男性），精巣上体炎（男性）を発症することがある．

【治療目標】鎮静，鎮痛，泌尿機能調整
【処　方】
1) 鎮静・鎮痛：額中線（MS1）
2) 機能調整：額旁Ⅲ線（MS4），頂顳後斜線（MS7）の1/5
3) 脳活性化：頂中線（MS5）．
4) 鍼灸処方：三焦兪，膀胱兪，白環兪，八髎，三陰交，行間，太渓

神経因性膀胱／前立腺炎症候群

5-5　3. 神経因性膀胱

　脳血管障害，パーキンソン病，認知症，および脳幹部の橋から仙髄（S2〜4）までの障害（脊髄損傷），多発性硬化症，仙髄以下の脊髄障害，末梢神経障害などにより，膀胱や尿道を支配する神経系に異常を呈する下部尿路機能障害である．蓄尿症状や排尿症状がみられる．

【治療目標】鎮静，鎮痛，泌尿機能調整
【処　方】1) **鎮静**：額中線（MS1）
　　　　　2) **機能調整**：額旁Ⅲ線（MS4），頂顳後斜線（MS7）の1/5
　　　　　3) **脳活性化**：頂中線（MS5）
　　　　　4) **鍼灸処方**：三焦兪，膀胱兪，白環兪，八髎，三陰交，行間，太渓

5-5　4. 前立腺炎症候群

　主に前立腺炎に起因する，頻尿，排尿時痛，残尿感，排尿困難および会陰部不快感などの症候群である．最近では前立腺に限らず，膀胱，尿道，神経，および筋肉を含めた男性骨盤痛症候群と考えられている．慢性前立腺炎は病態が複雑で，症状の寛解と増悪を繰り返すため，長時間の治療を要する．

【治療目標】鎮静，鎮痛，泌尿機能調整
【処　方】1) **鎮静・鎮痛**：額中線（MS1）
　　　　　2) **機能調整**：額旁Ⅲ線（MS4）
　　　　　3) **脳活性化**：頂中線（MS5）
　　　　　4) **鍼灸処方**：気海，関元，曲骨，膀胱兪，白環兪，八髎，三陰交，行間，太渓

5-5 泌尿器系疾患

排尿障害/腎透析のケア

5-5　　5．排尿障害

　蓄尿障害と排尿障害の2つがある．尿失禁は蓄尿障害に含まれる．排尿障害は程度により，排尿困難，残尿，尿閉などに分けられる．原因疾患として，男性では前立腺肥大，前立腺癌などの前立腺疾患が最も多く，尿道狭窄がそれに続く．女性では，外尿道口狭窄，子宮脱出や膀胱瘤が多い．

　排尿筋機能低下では，糖尿病，骨盤内手術後，神経因性膀胱などによるものが多い．

　蓄尿障害には，下部尿路の炎症，中枢神経障害，神経因性膀胱が多い．女性では，尿漏れ，切迫性尿失禁と腹圧性尿失禁が多くみられる．

　神経性頻尿は心因性のもので，ストレスにより排尿中枢が刺激され，膀胱の機能障害により，頻尿，残尿感を引き起こす病態である．

　高齢者では膀胱蓄尿障害と夜間多尿を合併していることが多い．

　これらの病態について，原因疾患の治療，生活習慣指導，行動療法および薬物療法を行う．

【治療目標】泌尿機能調整
【処　　方】1) **鎮静**：額中線（MS1）
　　　　　　2) **機能調整**：額旁Ⅲ線（MS4），頂顳後斜線（MS7）の1/5
　　　　　　3) **脳活性化**：頂中線（MS5）
　　　　　　4) **鍼灸処方**：腎兪，三焦兪，膀胱兪，白環兪，八髎，三陰交，太渓

5-5　　6．腎透析のケア

　腎透析中に起こりやすい症状として，全身脱力感，吐き気，頭痛，血圧低下および手足のひきつれが挙げられる．また，腎透析にともない，高血圧，低血圧，貧血，かゆみ，心不全，感染症，脳血管障害および骨・関節障害，精神症状など，さまざまな合併症もみられる．頭鍼療法は，鎮静，鎮痛，血圧調整，かゆみの軽減など，腎透析にともなう合併症の軽快，ケアのサポートをする．

【治療目標】泌尿機能調整，心身ケア，かゆみの寛解
【処　　方】1) **鎮静**：額中線（MS1）
　　　　　　2) **機能調整・心身ケア・かゆみの寛解**：額旁Ⅲ線（MS4），頂顳後斜線（MS7）の1/5
　　　　　　3) **脳活性化**：頂中線（MS5）
　　　　　　4) **鍼灸処方**：風池，風門，曲池，血海，腎兪，膀胱兪，三陰交，太渓

5-6. 産婦人科疾患の頭鍼療法

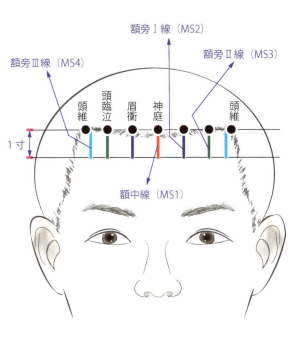

原因疾患を治療するよりも，その症状の寛解や心身ケアに焦点をあてる．

● 治療部位

① 前頭部にある額中線（MS1）・額旁Ⅰ線（MS2）・額旁Ⅱ線（MS3）・額旁Ⅲ線（MS4）．② 頭頂部にある頂中線（MS5）を基本としている．

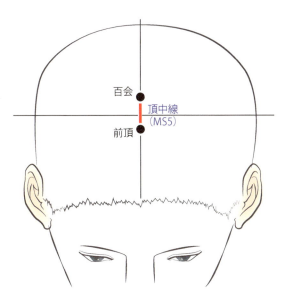

5-6 産婦人科疾患

月経前症候群/月経異常・月経困難症

5-6　1. 月経前症候群

　月経前緊張症は，女性の90％以上がもつ生理前の不快な症状である．黄体期である生理の2週間前から始まり，生理の開始とともに消失するのが特徴である．抑うつ，怒りっぽい，いらいらする，不安，混乱などの精神症状や，乳房痛，腹部膨満感，頭痛，手足のむくみなどの身体症状がみられる．過去3か月以上，上記の症状が連続する場合に月経前緊張症と診断する．また，精神症状を主症状とする場合は，月経前不快気分障害ともよばれている．

【治療目標】鎮静，鎮痛，機能調整
【処　方】1) 鎮静・鎮痛：額中線（MS1）
　　　　　2) 機能調整：額旁Ⅲ線（MS4）
　　　　　3) 脳活性化：頂中線（MS5）
　　　　　4) 鍼灸処方：関元，中極，子宮，白環兪，八髎，三陰交，行間，太渓

5-6　2. 月経異常・月経困難症

1) 月経異常
・月経の開始と終止の異常：思春期早発症，原発性無月経，早発閉経があるが，これらは続発性無月経に比較すると頻度ははるかに低い．
・周期の異常：周期が短縮する頻発月経と，延長する稀発月経（3か月以内），無月経（3か月以上）がある．周期の異常は，卵巣機能が不安定な時期である思春期や更年期に多い．これらによる機能性出血では，しばしばコントロール困難な頑固な出血が持続することがある．
・経血量の異常：過多月経が重要であり，過少月経は臨床的にあまり問題とはならない．過多月経の代表的な疾患は子宮筋腫であり，重症の過多月経では貧血をきたす．

2) 月経困難症：頻度が高く臨床的に重要であるものは，子宮筋腫，子宮内膜症，機能性月経困難症などである．機能性月経困難症では，症状がみられるが，器質性疾患が認められない．

【治療目標】鎮静，鎮痛，機能調整
【処　方】1) 脳活性化：頂中線（MS5）
　　　　　2) 機能調整：額旁Ⅲ線（MS4）
　　　　　3) 鍼灸処方：関元，中極，子宮，白環兪，八髎，血海，地機，三陰交，太渓

帯下・外陰そう痒・外陰痛/乳房痛

5-6　3. 帯下・外陰そう痒・外陰痛

　帯下・外陰そう痒・外陰痛は，それぞれ単独でみられることもあるが，互いに併発することも多い．

　帯下の異常は，量的変化だけでなく，その性状によりカンジダ腟炎，トリコモナス腟炎および老人性腟炎の診断が重要となる．

　外陰部のそう痒は各種腟炎から続発的に発症するものが多いが，下着や入浴剤などが誘因となって発生するアレルギー性外陰炎もある．カンジダ性外陰腟炎では，特にそう痒感が強い．

　外陰痛は，外陰炎に伴ってみられることが多い．レンサ球菌，ブドウ球菌，大腸菌などによる外陰炎（単純性外陰炎）では，疼痛のほか，外陰に発赤，腫脹を認める．

【治療目標】鎮静，鎮痛，機能調整
【処　方】1) **鎮静・鎮痛**：額中線 (MS1)
　　　　　2) **機能調整**：額旁Ⅲ線 (MS4)，頂顳後斜線 (MS7) の上 2/5
　　　　　3) **脳活性化**：頂中線 (MS5)
　　　　　4) **鍼灸処方**：関元，中極，子宮，白環兪，八髎，三陰交，行間，太渓

5-6　4. 乳房痛

　乳房は，女性ホルモンの標的臓器である．乳房痛は，局所乳腺組織の器質的変化によるか，全身疾患，心因性症状の1つでもある．

【治療目標】鎮静，鎮痛，機能調整
【処　方】1) **鎮静・鎮痛**：額中線 (MS1)，額旁Ⅱ線 (MS3)
　　　　　2) **機能調整**：額旁Ⅲ線 (MS4)
　　　　　3) **脳活性化**：頂中線 (MS5)
　　　　　4) **鍼灸処方**：内関，気海，関元，三陰交，行間，太渓，肝兪，腎兪

妊娠悪阻・妊娠腰痛・坐骨神経痛/更年期障害

5. 妊娠悪阻・妊娠腰痛・坐骨神経痛

1)妊娠悪阻：妊娠初期にみられる，悪心，嘔吐，食欲不振，いわゆる「つわり」は，自然に軽快することが多いが，食物摂取が困難となり，栄養障害，代謝障害をきたすこともある．重症化して，治療を必要とする状態を妊娠悪阻という．妊娠により生じた内分泌・代謝系の変化に対する適応不全と考えられ，症状の悪化には生活環境のストレスなど，心因性要素も関与する．

2)妊娠中毒症：妊婦にみられる高血圧，蛋白尿，浮腫のうち1つか2つ以上あり，その症状が単なる妊娠偶発合併症によるものでない病態．

3)妊娠腰痛と坐骨神経痛：妊娠中にみられる腰痛や坐骨神経痛．

【治療目標】鎮静，鎮痛，機能調整
【処　方】
1) **鎮静・鎮痛**：額中線 (MS1)
2) **機能調整**：額旁Ⅲ線 (MS4)，頂顳後斜線 (MS7)
3) **脳活性化**：頂中線 (MS5)
4) **鍼灸処方**：腎兪，白環兪，八髎，環跳，陽陵泉，三陰交，行間，太渓

6. 更年期障害

50代の閉経前後の女性にみられる多彩な不定愁訴．エストロゲンが急に減少すること，環境因子，精神因子などによる．

- 血管運動神経系症状：顔がほてる，汗をかきやすい，腰や手足が冷えやすい，息切れ，動悸がする．
- 精神神経系症状：いらいらする，気分が落ちこむ，寝つきが悪い，眠りが浅い，めまい，吐き気．
- 運動神経系症状：肩こり，倦怠感，腰痛，手足の痛み，しびれ．

【治療目標】鎮静，機能調整
【処　方】
1) **鎮静**：額中線 (MS1)
2) **機能調整**：額旁Ⅰ線 (MS2)，額旁Ⅱ線 (MS3)，額旁Ⅲ線 (MS4)
3) **脳活性化**：頂中線 (MS5)
4) **鍼灸処方**：関元，中極，子宮，白環兪，八髎，三陰交，太衝，太渓，肝兪，腎兪

5-7. 皮膚疾患の頭鍼療法

原因疾患を治療するよりも，かゆみの治療を主とし，心身ケアに焦点をあてる．

● 治療部位
　①前頭部にある額中線（MS1）・額旁Ⅰ線（MS2）・額旁Ⅱ線（MS3）・額旁Ⅲ線（MS4）．②頂中線（MS5）．③頂顳後斜線（MS7）を基本としている．

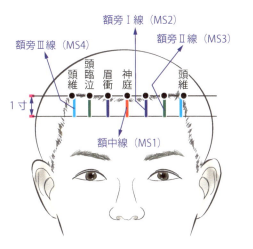
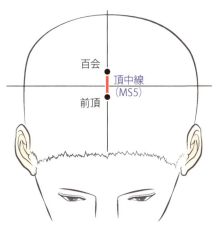
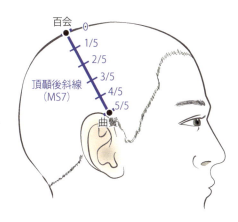

アトピー性皮膚炎/接触皮膚炎/皮膚そう痒症

5-7　1. アトピー性皮膚炎

　環境や食物などのアレルギー要因と皮膚のバリア機能障害による皮膚乾燥（非アレルギー要因）により，そう痒，特徴的な皮疹，慢性の反復性経過（乳児は2か月以上，その他は6か月以上）を主症状とする病態である．アトピー素因とよばれる遺伝的要因にさまざまな環境要因が加わり，寛解と増悪を繰り返す．慢性反復性の経過により，抑うつ傾向，不安など，精神症状も随伴する．

【治療目標】かゆみの寛解，心身ケア，機能調整
【処　方】
1) **かゆみの寛解**：頂旁Ⅰ線（MS8），頂旁Ⅱ線（MS9）
2) **機能調整**：頂顳後斜線（MS7）
3) **心身ケア**：頂中線（MS5），額中線（MS1）
4) **鍼灸処方**：大椎，曲池，膈兪，血海，三陰交，足三里，太渓，腎兪

5-7　2. 接触皮膚炎

　外来性の刺激物質やアレルゲンが皮膚に接触することによって発症する．湿疹性の炎症反応を特徴とする．刺激性皮膚炎とアレルギー性接触皮膚炎を分ける．刺激物質は多種類であり，日用品，化粧品，金属，薬剤および職業性の物質などが刺激性皮膚炎の原因となりうる．原因の解明には，パッチテストを用いる．

【治療目標】かゆみの寛解，心身ケア，機能調整
【処　方】
1) **かゆみの寛解**：頂旁Ⅰ線（MS8），頂旁Ⅱ線（MS9）
2) **機能調整**：頂顳後斜線（MS7）
3) **心身ケア**：頂中線（MS5），額中線（MS1）
4) **鍼灸処方**：大椎，曲池，膈兪，血海，三陰交，足三里，太渓，腎兪

5-7　3. 皮膚そう痒症

　そう痒を主症状とする病態である．掻破による掻破痕，紫斑，びらんをともなう．掻破の繰り返しにより色素沈着，湿疹化をきたす．限局性と汎発性に大別する．限局性は外陰部と肛門周囲が多いが，外耳道，眼瞼，鼻腔に限局する場合もある．汎発性は，原因として皮膚の乾燥が多く，ほかに基礎疾患（腎不全，肝胆道系疾患，糖尿病，甲状腺疾患，血液疾患，悪性腫瘍など），妊娠，薬剤，食品，香辛料，酒類，環境因子，心因性が考えられる．

【治療目標】かゆみの寛解，心身ケア，機能調整
【処　方】
1) **かゆみの寛解**：頂旁Ⅰ線（MS8），頂旁Ⅱ線（MS9），額旁Ⅲ線（MS4），枕上正中線（MS12）
2) **機能調整**：頂顳後斜線（MS7）
3) **心身ケア**：頂中線（MS5），額中線（MS1）
4) **鍼灸処方**：大椎，曲池，膈兪，血海，八髎，三陰交，足三里，太渓，腎兪

5-7 皮膚疾患

じん麻疹／虫さされ・ストロフルスによる痒疹／薬疹

5-7　4．じん麻疹

かゆみをともなう膨疹（紅斑）と限局性の浮腫を特徴とする．膨疹は一過性で，通常数時間，遅くとも1日程度で消退する．特定の抗原を同定できることは少ないが，直接的誘因として外来抗原，物理的刺激，発汗刺激，食物，薬剤，運動などが考えられる．頭鍼療法では，かゆみの緩和，じん麻疹の早期寛解により補完的にサポートする．

【治療目標】 かゆみの寛解，心身ケア，機能調整
【処　方】 1) **かゆみの寛解**：頂旁Ⅰ線（MS8），頂旁Ⅱ線（MS9）
　　　　　 2) **機能調整**：頂顳後斜線（MS7）
　　　　　 3) **心身ケア**：頂中線（MS5），額中線（MS1）
　　　　　 4) **鍼灸処方**：大椎，曲池，膈兪，血海，三陰交，足三里，太渓，腎兪

5-7　5．虫さされ・ストロフルスによる痒疹

カなどの虫類に刺されると，紅斑，膨疹，紅斑および丘疹，水疱が発症する．毒性が強く感染症を起こすことには留意すべきである．詳細な問診を行う．臨床症状は，皮疹の出現部位，性状によって異なる．ストロフルスは小児の虫刺症で生じる病態である．急性痒疹はかゆみが強く孤立性の丘疹や結節を特徴とする．慢性痒疹は，虫刺されに起因して生じるほか，アトピー素因や内臓疾患（肝障害，腎障害，糖尿病，悪性腫瘍など）に伴って生じる場合もある．

皮疹に対してはステロイド外用薬を用い，炎症が強い場合は抗ヒスタミン薬，ステロイド内服薬を併用する．二次感染を併発した場合は抗菌薬を処方する．

【治療目標】 かゆみの寛解，心身ケア，機能調整
【処　方】 1) **かゆみの寛解**：頂旁Ⅰ線（MS8），頂旁Ⅱ線（MS9）
　　　　　 2) **機能調整**：頂顳後斜線（MS7）
　　　　　 3) **心身ケア**：頂中線（MS5），額中線（MS1）
　　　　　 4) **鍼灸処方**：大椎，曲池，膈兪，血海，三陰交，足三里，太渓，腎兪

5-7　6．薬　　疹

薬剤や健康食品に起因する皮疹である．非アレルギー性とアレルギー性を分類し，T細胞が関与するものが多い．

あらゆる薬剤には薬疹を起こす可能性があるが，同一の薬剤による薬疹でも，重症度や病型には個体差がある．中毒性表皮壊死症および薬剤性過敏症症候群などの重症型は頭鍼療法の適応外となる．

【治療目標】 鎮静，鎮痛，心身ケア，機能調整
【処　方】 1) **鎮静・鎮痛**：額中線（MS1），頂中線（MS5）
　　　　　 2) **機能調整**：頂顳後斜線（MS7），頂旁Ⅰ線（MS8），頂旁Ⅱ線（MS9）
　　　　　 3) **鍼灸処方**：内関，合谷，膈兪，血海，三陰交，足三里，行間

第5章　頭鍼の臨床

単純疱疹・帯状疱疹／多汗症・汗疱（異汗性湿疹）・汗疹（あせも）

5-7　7. 単純疱疹・帯状疱疹

1）単純疱疹：単純ヘルペスウイルス（HSV）による，皮膚や粘膜に疼痛を伴う小水疱，およびびらん性の病態である．原因が口唇ヘルペス（HSV-1），性器ヘルペス（HSV-2）かにより，発症する部位が違う．初感染で発症するケースは少ないが，初感染後に単純ヘルペスウイルスは神経節に潜伏感染し，紫外線，精神的ストレス，疲労および外傷などを誘因に，症状が現れ，違和感，そう痒感，灼熱感，軽度の疼痛などの前駆症状を呈した後，口唇，または陰部などに限局した小水疱が認められる．

2）帯状疱疹：水痘罹患後に三叉神経もしくは脊髄後根神経節に侵入していた水痘帯状疱疹ウイルスが，加齢や免疫低下などの誘因により発症する．その支配神経領域に沿った激痛を主症とし，紅斑，小水疱，皮膚はびらん，潰瘍を形成し，次第に痂皮化する．顔面神経麻痺や耳鳴り，難聴，めまいなどの内耳障害，三叉神経第1枝領域の帯状疱疹による眼合併症，3か月以上にわたり頑固な疼痛が持続する帯状疱疹後神経痛などの合併症がみられる．

【治療目標】鎮静，鎮痛，心身ケア，機能調整
【処　方】1）鎮静・鎮痛：額中線（MS1），頂中線（MS5）
　　　　　2）機能調整：頂顳後斜線（MS7），額旁Ⅱ線（MS3）
　　　　　3）鍼灸処方：内関，合谷，膈兪，血海，三陰交，足三里，行間

5-7　8. 多汗症・汗疱（異汗性湿疹）・汗疹（あせも）

1）多汗症：全身性と限局性に分けられる．特に手掌や足底，腋窩に限局する多汗症は臨床的に重要である．原因不明で，思春期に発症する．温熱や精神的ストレスにより，大量の発汗が起こり，日常生活に支障をきたす．続発性全身性多汗症には結核などの感染症，甲状腺機能亢進症，褐色細胞腫などの内分泌代謝異常，神経疾患や薬剤性の全身性多汗症が挙げられる．中枢神経障害では片側性多汗症をみる．

2）汗疱（異汗性湿疹）：汗による刺激により，手掌，指の間および足底に軽度そう痒を伴った水疱ができる病態であり，異汗性湿疹ともいう．

3）あせも（汗疹）：高温多湿な環境下で，急激に発汗が生じることにより，透明な水疱（水晶性汗疹），紅色汗疹（炎症あり，かゆみ，湿疹化）と，深在性汗疹がみられる病態である．

高温多湿の環境下で働く労働者や多汗症の人，肥満者の体幹，腋窩，鼠径部などに好発する．頭鍼療法は，鎮静，精神神経の機能調整を通じて補完的にサポートする．

【治療目標】かゆみの寛解，心身ケア，機能調整
【処　方】1）かゆみの寛解：頂旁Ⅰ線（MS8），頂旁Ⅱ線（MS9），額旁Ⅲ線（MS4）
　　　　　2）機能調整：頂顳後斜線（MS7）
　　　　　3）心身ケア：頂中線（MS5），額中線（MS1）
　　　　　4）鍼灸処方：大椎，曲池，合谷，膈兪，血海，三陰交，足三里，太渓，腎兪

ベーチェット病/脱毛症

9. ベーチェット病

皮膚，粘膜，眼を中心にし，①口腔粘膜の再発性アフタ性潰瘍，②皮膚症状（結節性紅斑，挫瘡・毛嚢炎様皮疹，皮下の血栓性静脈炎），③定型的眼症状（虹彩毛様体炎，網膜ぶどう膜炎），④外陰部潰瘍を主症状とする。多臓器に急性炎症を反復し，慢性に経過する原因不明の難治性疾患である。

【治療目標】臨床症状の寛解，心身ケア，機能調整
【処　方】1) **臨床症状の寛解**：額旁Ⅲ線（MS4），枕上正中線（MS12），頂顳後斜線（MS7）の下4/5～5/5
　　　　　2) **心身ケア**：頂中線（MS5），額中線（MS1）
　　　　　3) **鍼灸処方**：睛明，曲池，膈兪，血海，八髎，三陰交，足三里，太渓，腎兪

10. 脱毛症

突然に類円形の脱毛巣が生じる病態である。単発型・多発型（通常型），全頭型，汎発型を分ける。細胞傷害性T細胞による自己免疫反応によるものではないかと考えられる。遺伝的素因，アレルギー素因も関与している。自然に治癒する傾向にあるが，再発率は40％といわれる。蛇行性脱毛症は，小児に後発し，難治性のものが多い。または小児では約半数にアトピー性皮膚炎を合併する。

【治療目標】脳機能調整，発毛促進
【処　方】1) **脳機能調整**：額中線（MS1），頂中線（MS5）
　　　　　2) **発毛促進**：頂顳後斜線（MS7）の下5/5
　　　　　3) **鍼灸処方**：風池，曲池，合谷，膈兪，血海，三陰交，太渓，腎兪

5-8. 眼科・耳鼻咽喉科疾患の頭鍼療法

原因疾患を治療するよりも，その症状の寛解や心身ケアに焦点をあてる．

● 治療部位

①後頭部にある枕上正中線（MS12）・枕上旁線（MS13）・枕下旁線（MS14）．②側頭部にある顳前線（MS10）・顳後線（MS11）．③前頭部にある額中線（MS1）．④頂中線（MS5）を基本としている．

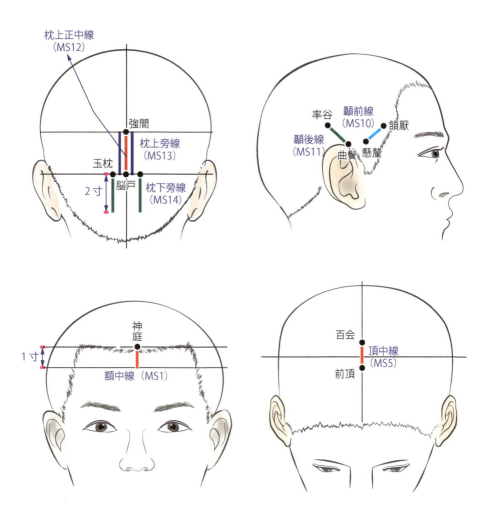

眼精疲労/ドライアイ

1. 眼 精 疲 労

定義は難しいが，目の酷使により引き起こされる眼・身体的疲労を特徴とする不定愁訴である．眼痛，充血，流涙，眼部・鼻根部の重圧感を眼症状とし，頭痛，悪心，嘔吐，めまい，肩こりなどの身体症状を随伴する．

臨床では，①症候性眼精疲労，②筋性眼精疲労（斜視，外眼筋麻痺，輻輳異常），③調節性眼精疲労（遠視，乱視，老視，調節痙攣，調節衰弱，眼鏡・コンタクトレンズによる遠視の低矯正や近視の過矯正，VDT作業）および④神経性眼精疲労（心身症，うつ病，神経症）が分類される．

【治療目標】鎮静，心身ケア，機能調整
【処　方】1) **眼症状**：枕上正中線（MS12），枕上旁線（MS13），枕下旁線（MS14），頂顳後斜線（MS7）の下4/5～5/5
2) **鎮静，心身ケア**：額中線（MS1），頂中線（MS5）
3) **鍼灸処方**：睛明，魚腰，陽白，承泣，内関，合谷，三陰交，足三里，太衝

2. ドライアイ

涙液の減少により目が乾燥した病態である．目の痛み・かゆみ・充血などを主症状とし，視力の低下をもたらすこともある．原因はさまざまで，エアコンの普及によって室内が長時間に乾燥する，VDT酷使（パソコンやスマートフォンなど），およびコンタクトレンズの使用が一因と考えられている．

【治療目標】鎮静，心身ケア，機能調整
【処　方】1) **眼症状**：枕上正中線（MS12），枕上旁線（MS13），枕下旁線（MS14），頂顳後斜線（MS7）の下4/5～5/5
2) **鎮静，心身ケア**：額中線（MS1），頂中線（MS5）
3) **鍼灸処方**：睛明，魚腰，陽白，承泣，内関，合谷，三陰交，足三里，太衝

眼瞼下垂/その他の眼症候

5-8　3. 眼瞼下垂

上眼瞼挙筋の異常による病態である．真（狭義）眼瞼下垂と偽眼瞼下垂の2つを分ける．

1）真（狭義）眼瞼下垂：①先天性，②腱膜性（加齢，コンタクトレンズ長期装用，外傷などによって腱膜が弛緩あるいは断裂），③動眼神経麻痺，④筋性（重症筋無力症，筋ジストロフィー，進行性外眼筋麻痺）などが挙げられる．

2）偽眼瞼下垂：①上眼瞼皮膚弛緩症，②顔面神経麻痺，③眼瞼痙攣，開瞼失行：開瞼が困難，④眼瞼・眼窩の腫瘍や炎症，⑤外傷性疾患などが挙げられる．

【治療目標】機能調整，症状の寛解
【処　方】1）眼症状：枕上正中線（MS12），枕上旁線（MS13），枕下旁線（MS14），頂顳後斜線（MS7）の下4/5〜5/5
　　　　　2）鍼灸処方：睛明，魚腰，陽白，糸竹空，瞳子髎，合谷，陽陵泉，足三里

5-8　4. その他の眼症候

1）角結膜炎：感染症（ウイルス，細菌，クラミジア），アレルギー（花粉症，春季カタル），涙液や眼表面の異常（ドライアイ）などの多岐な原因により引き起こされる．眼脂，充血，異物感，痒感，眼痛などがみられる．

2）麦粒腫（ものもらい）：眼瞼皮膚または結膜の圧痛を伴う急性の発赤，腫脹，膿点の化膿性炎症．

3）仮性近視：偽近視，学校近視ともいう．悪い姿勢で，読書，VDT作業やスマートフォンなど過度の近接作業を長時間続行すると，眼の調節を司る毛様体筋の緊張が解けず，水晶体の屈折力増加が持続する．この状態を仮性近視という．早期に原因を改善すれば，かなり高い確率での自然治癒が期待できる．

【治療目標】症状の寛解
【処　方】1）眼症状：枕上正中線（MS12），枕上旁線（MS13），枕下旁線（MS14），頂顳後斜線（MS7）の下4/5〜5/5
　　　　　2）鍼灸処方：睛明，魚腰，陽白，承泣，内関，合谷，三陰交，足三里，太衝

咽喉症候/耳鳴・難聴

5. 咽喉症候

1) **急性上咽頭炎**：感冒や急性鼻炎などのウイルス感染，またはこれに続発した細菌感染により発症することが多い．咽頭痛，耳放散痛，咽頭乾燥感がみられる．

2) **慢性上咽頭炎**：慢性副鼻腔疾患，鼻中隔彎曲症などによる鼻漏，後鼻漏の上咽頭粘膜刺激，鼻腔形態異常を原因とする気流異常による慢性刺激により発症することが多いが，大気汚染，塵埃，煙害などによる吸気性慢性粘膜刺激も要因となる．不定愁訴として，咽頭乾燥感，いらいら感，後鼻漏，嚥下痛，耳放散痛，耳閉塞感，頭重感，倦怠感などがみられる．

【治療目標】症状の寛解
【処　方】1) **症状の寛解**：額中線（MS1），頂顳後斜線（MS7）の4/5〜5/5
　　　　　2) **脳活性化**：頂中線（MS5）
　　　　　3) **鍼灸処方**：睛明，魚腰，陽白，承泣，内関，合谷，三陰交，足三里，太衝

6. 耳鳴・難聴

耳鳴は，外界に音の刺激がないのにある種の音がしているように耳で感じる聴覚異常である．難聴は聴力が低下すること，伝音性障害と感音性障害の2つを分ける．

伝音性障害は，外耳・中耳が障害され，低調音（ブーン　ゴー）で，断続性を特徴とする．難聴も低調音が聞きにくく，中耳炎，耳管狭窄症，耳硬化症，耳垢栓塞などが代表疾患となる．

感音性障害は，内耳・内耳神経・中枢などによるもので，高調音（チー　キーン）で持続性を特徴とする．難聴も高調音が聞きにくく，メニエール病，突発性難聴，老人性難聴，騒音性難聴などが代表疾患となる．

突発性難聴は，①突然の難聴，②高度な感音難聴を特徴とする．原因不明で,耳鳴り，めまいを随伴する．一側性が多いが，両側例もあり，第8脳神経以外の神経症状はない．

【治療目標】症状の寛解，鎮静
【処　方】1) **耳症状**：顳後線（MS11）
　　　　　2) **鎮静，心身ケア**：額中線（MS1），頂中線（MS5）
　　　　　3) **鍼灸処方**：聴宮，聴会，完骨，翳風，三陰交，太衝，太渓，肝兪，腎兪

5-8 眼科・耳鼻咽喉科疾患

花粉症・アレルギー性鼻炎

5-8　　7. 花粉症・アレルギー性鼻炎

　花粉症・アレルギー性鼻炎は，鼻症状と眼症状を特徴とするⅠ型アレルギーである．スギやヒノキなどが有名であり，季節性は明らかである．鼻症状には，くしゃみ，水性鼻漏，鼻閉，眼症状には，そう痒，充血，流涙，浮腫がみられる．その他には，耳のかゆみ，耳閉塞，咽・喉頭のかゆみ，咳，頭重感，いらいら感，不眠，熱感，集中力の低下，皮膚そう痒感や呼吸困難が随伴される．花粉症は増加傾向にあり，若年成人での抗体保有率は30～40%といわれ，その約半分が発症する．

　予防として，外出の際にはメガネやマスクをし，帰宅後は洗顔やうがいをするなどの花粉回避が必要であり，症状によっては根治療法として減感作（免疫）療法が行われる．薬物療法として抗アレルギー薬や局所ステロイド薬などが使われる．

　頭鍼療法は，花粉症・アレルギー性鼻炎の症状寛解を通して補完的にサポートする．

【治療目標】鎮静，症状の寛解，心身ケア
【処　方】1) **鼻症状**：頂顳後斜線（MS7）の下4/5～5/5，顳前線（MS10），枕上正中線（MS12），枕上旁線（MS13）
　　　　　2) **鎮静，心身ケア**：額中線（MS1），頂中線（MS5）
　　　　　3) **鍼灸処方**：睛明，承泣，四白，迎香，曲池，合谷，膈兪，血海，三陰交，足三里，太衝，脾兪，肝兪，腎兪

5-9. 小児疾患の頭鍼療法

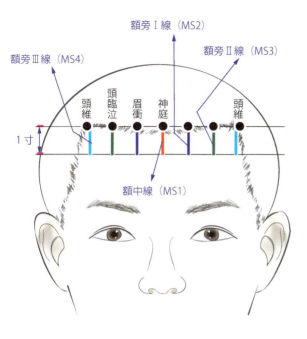

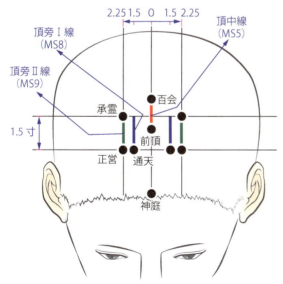

小児疾患に対する，頭鍼療法は，精神神経疾患や神経筋疾患と共通点が多い．微刺激を特徴とする．

● 治療部位

①前頭部にある額中線（MS1）・額旁Ⅰ線（MS2）・額旁Ⅱ線（MS3）・額旁Ⅲ線（MS4）．②頭頂部にある頂中線（MS5）・頂旁Ⅰ線（MS8）・頂旁Ⅱ線（MS9）を基本としている．

小児てんかん/小児の重症筋無力症

1. 小児てんかん

　意識レベルの変化，自律神経症状，筋緊張の異常などを特徴とし，小児に最も発症率が高い神経疾患の1つである．慢性化すると種々の脳機能が障害され，特に脳の発達に重大な影響を及ぼす．良性小児てんかん（病変部位が中心・側頭部にある），予後良好な特発性てんかん（パナイオトポロス症候群）が分類される．

　小児てんかんの治療は，抗てんかん薬による薬物療法が基本となり，多くは予後良好である．

【治療目標】鎮静，心身ケア
【処　方】1) **身体症状の寛解**：頂中線 (MS5)，頂旁Ⅰ線 (MS8)，頂旁Ⅱ線 (MS9)
　　　　　2) **鎮静**：額中線 (MS1)
　　　　　3) **鍼灸処方**：人中，手三里，合谷，環跳，陽陵泉，足三里，太衝，肝兪，腎兪

2. 小児の重症筋無力症

　重症筋無力症は，神経筋接合部が障害され，疲労しやすい．症状は，朝方軽快で，夕方に増悪する．日内変動を特徴とする自己免疫疾患の一つである．小児の重症筋無力症は，①眼筋型，②潜在性全身型（症状は眼筋症状のみだが，四肢の筋電図にて易疲労性を認める），③全身型の3つに分類される．

【治療目標】症状の寛解
【処　方】1) **眼症状**：枕上正中線 (MS12)，枕上旁線 (MS13)，枕下旁線 (MS14)，頂顳後斜線 (MS7) の下4/5〜5/5
　　　　　2) **身体症状**：頂中線 (MS5)，頂旁Ⅰ線 (MS8)，頂旁Ⅱ線 (MS9)
　　　　　3) **鍼灸処方**：晴明，魚腰，曲池，合谷，陽陵泉，足三里

小児の注意欠如・多動性障害/脳性麻痺・小児麻痺

5-9　3. 小児の注意欠如・多動性障害

7歳以前に発症する，不注意，多動・衝動性を示す小児の行動異常．学校や家庭など2か所以上の場面で認められる．その行動により子どもの生活に大きな支障をきたしている病態である．前頭前野や線条体や側坐核が関与している．

心理社会的アプローチと薬物療法による治療が有効となる．

【治療目標】鎮静，心身ケア
【処　　方】1) **鎮静**：額中線 (MS1)
　　　　　　2) **身体症状の寛解**：頂中線 (MS5)，頂旁Ⅰ線 (MS8)，頂旁Ⅱ線 (MS9)，頂顳前斜線 (MS6)
　　　　　　3) **鍼灸処方**：人中，手三里，合谷，環跳，陽陵泉，足三里，太衝，肝兪，腎兪

5-9　4. 脳性麻痺・小児麻痺

1) **脳性麻痺**：受胎から新生児までの間に生じた脳の非進行性病変に基づく，永続的な，しかし変化しうる運動および姿勢の異常を特徴とし，てんかんや精神遅滞などを随伴している．症状は満2歳までに発現する．部位別および病因別に，①両側性痙性脳性麻痺，②四肢性痙性脳性麻痺，③片麻痺型脳性麻痺，④アテトーゼ型脳性麻痺，⑤失調型脳性麻痺，⑥混合型脳性麻痺，などに分類されている．早期診断による運動訓練が重要であるが，多方面からの総合的援助・療育が必要である．

2) **小児麻痺**：一般には脊髄性小児麻痺をいう．ポリオウイルスの脊髄灰白質への感染による．5歳以下の小児の罹患率が高い．急性期の後に，左右非対称性の弛緩性麻痺（下肢に多い）を呈する．

【治療目標】鎮静，心身ケア
【処　　方】1) **身体症状の寛解**：頂中線 (MS5)，頂旁Ⅰ線 (MS8)，頂旁Ⅱ線 (MS9)，頂顳前斜線 (MS6)
　　　　　　2) **鎮静**：額中線 (MS1)，頂中線 (MS5)
　　　　　　3) **鍼灸処方**：人中，手三里，合谷，環跳，陽陵泉，足三里，太衝，肝兪，腎兪

言葉の遅れ/夜驚症/夜尿症

5-9　5. 言葉の遅れ

　1歳半を過ぎても有意の単語（言葉）が出なかったり，3歳になっても会話ができない状態である．言葉の発達は個人差が大きく，生育環境によって左右される．
　言葉遅れの原因は，①特定的原因：聴力障害，発語器官の異常，脳の器質的損傷など．②原因を特定できないもの：知的障害，自閉性障害，表出性言語障害，受容性言語障害など．
　頭鍼療法は，効果が限定的でありながら，言葉の遅れを補完的に改善するサポートをする．

【治療目標】脳機能調整
【処　方】1) 脳機能調整：額中線（MS1），頂中線（MS5），顳前線（MS10）
　　　　　2) 鍼灸処方：風池，瘂門，翳風，内関，三陰交，太衝，心兪，肝兪

5-9　6. 夜驚症

　脳腫瘍やてんかんなどの器質性疾患を除く．徐波睡眠時にみられる突然の恐怖感，啼泣し，大きな叫び声を主症状とし，自律神経症状や行動を随伴する．覚醒させようとしても時間がかかり，夢は覚えていないことが多い．昼寝時にもみられることがある．男子にやや多い．通常2〜12歳にみられ，多くは思春期に自然消失する．
　頭鍼療法では，夜驚症の寛解を補完的にサポートする．

【治療目標】鎮静，脳機能調整
【処　方】1) 鎮静・脳機能調整：額中線（MS1），頂中線（MS5）
　　　　　2) 鍼灸処方：風池，大椎，内関，膻中，関元，三陰交，太衝，心兪，肝兪，腎兪

5-9　7. 夜尿症

　6歳をすぎても，遺伝的要因による低膀胱容量，夜間多尿が持続し夜間遺尿にもなる病態である．治療方針として生活習慣の見直しを基本とし，薬物投与，アラーム療法はそれを補助する．

【治療目標】鎮静，脳機能調整，症状の寛解
【処　方】1) 鎮静・脳機能調整：額中線（MS1），頂中線（MS5）
　　　　　2) 症状の寛解：額旁Ⅲ線（MS4）
　　　　　3) 鍼灸処方：関元，中極，膀胱兪，白環兪，八髎，三陰交，太渓，腎兪

5-10. 内科疾患の頭鍼療法

　内科は，呼吸器，循環器，消化器をはじめとして，全身性あるいは内臓などの病気を，主に薬物療法によって治療する医療の中で最も広い分野である．頭鍼療法では，一口に内科学として，その原因疾患すべてを治療することはできない．数々の疾患に共通する症状の寛解に焦点をあてる．

● 治療部位

　①前頭部にある額中線（MS1）・額旁Ⅰ線（MS2）・額旁Ⅱ線（MS3）・額旁Ⅲ線（MS4）．②頂中線（MS5）．③頂顳後斜線（MS7）を基本としている．

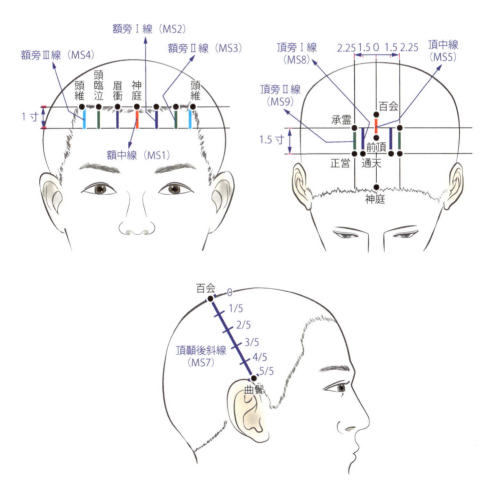

5-10 内科疾患
倦怠感/冷え性（症）・ほてり，のぼせ

5-10　　1. 倦怠感

身体的・精神的なだるさ，元気や活力の低下，意欲や興味の消失を自覚症状とし，脱力や筋力低下も随伴している．身体性（器質的疾患）と心因性（精神性疾患）に分けられ，心因性に多くみられる．

慢性疲労症候群（CFS）は，日常生活に支障をきたす慢性疲労が6か月以上持続する症状群で，微熱，咽頭痛，リンパ節腫脹，筋肉痛，頭痛，関節痛など，多彩な症状を随伴する．

【治療目標】心身ケア
【処　方】
1) 脳活性化：頂中線（MS5），頂旁Ⅰ線（MS8），頂旁Ⅱ線（MS9）
2) 鎮静：額中線（MS1），額旁Ⅰ線（MS2），額旁Ⅱ線（MS3），額旁Ⅲ線（MS4）
3) 感覚調整：頂顳後斜線（MS7）
4) 鍼灸処方：大椎，内関，合谷，関元，足三里，三陰交，太衝，心兪，脾兪，肝兪，腎兪

5-10　　2. 冷え性（症）・ほてり，のぼせ

1)冷え性（症）：自覚症状（不定愁訴）の一つである．単純な冷え性（症）は女性を悩ませることが多く，ホルモンの変動とそれに伴う自律神経の失調が考えられる．貧血，大動脈炎症候群，閉塞性動脈硬化，バージャー病，下垂体機能不全，甲状腺機能低下，副腎機能不全，膠原病，レイノー病などに起因することもある．

2)ほてりとのぼせ
・ほてりとは，顔が熱くなること，または怒りや恥のために顔が赤くなること．
・のぼせとは，のぼせること，上気したり，熱中したりすること．

ほてりとのぼせは低熱感に精神不安を随伴する不快感．高血圧，バセドウ病，副腎皮質機能亢進，更年期総合症などにみられる自覚的な症状の一つである．

頭鍼療法では，脳活性化，自律神経の調整を通して補完的にサポートする．

【治療目標】自律神経調整，鎮静，鎮痛，心身ケア
【処　方】
1) 鎮静・鎮痛：額中線（MS1），額旁Ⅰ線（MS2），額旁Ⅱ線（MS3），額旁Ⅲ線（MS4）
2) 脳活性化：頂中線（MS5）
3) 感覚調整：頂顳後斜線（MS7）の2/5，頂旁Ⅰ線（MS8），頂旁Ⅱ線（MS9）
4) 鍼灸処方：大椎，合谷，足三里，三陰交，八風，八邪，脾兪，肝兪，腎兪

5-10 内科疾患

高血圧・低血圧/食欲不振・肥満・やせ

5-10　3．高血圧・低血圧

1) **高血圧**：数回測定した血圧値が，収縮期140 mmHg以上，または，拡張期血圧90 mmHg以上のいずれかを満たす場合に高血圧と定義される．血圧が高い，頭痛，頭重感，肩こり，のぼせ感，めまい，耳鳴り，鼻出血，眼球結膜の充血，胃部不快感，便秘などの症状を随伴する．本態性高血圧症と二次性高血圧症を分ける．脳卒中や心筋梗塞の発症を抑制するためには，高血圧の治療が重要となる．

2) **低血圧**：収縮期血圧100 mmHg未満の場合を指す．また，臥位から立位への体位変換にさいして血圧が20～30 mmHg以上低下する場合を起立性低血圧という．

慢性低血圧では，特に日常生活上支障なく予後も良好であることが多いが，易疲労感，脱力感，倦怠感，めまい，立ちくらみなどを不定愁訴とする．

【治療目標】血圧調整，鎮静，心身ケア
【処　方】1) 血圧調整：頂中線（MS5），顳後線（MS11）
　　　　　2) 鎮静：額中線（MS1），額旁Ⅰ線（MS2）
　　　　　3) 感覚調整：頂顳前斜線（MS6）
　　　　　4) 鍼灸処方：大椎，内関，合谷，太淵，足三里，三陰交，太衝，心兪，肝兪

5-10　4．食欲不振・肥満・やせ

1) **食欲不振**：食欲が低下または消失した状態．器質性食欲不振と精神神経性食欲不振に分けられる．原因疾患として消化器系疾患が多いが，内分泌，精神，悪性腫瘍，循環器，腎疾患，呼吸器疾患，重症感染症，薬物，妊娠悪阻などにもみられる．

・神経性食欲不振症は，主に若年女性にみられ，摂食嫌悪，精神的・心理的な葛藤，るいそうや無月経などの下垂体機能低下によるものと考えられる．

2) **肥満**：脂肪組織が過度に蓄積した状態．WHOではBMI 30以上を肥満としているが，日本では，BMI 25以上を肥満と判定している．

3) **やせ**：BMI 17以下をやせと判定する．標準体重に対し10％以上の減少をやせとし，20％以上の減少は著しいやせ（るいそう）と分類する．食事制限をしていないにもかかわらず体重が減少し続ける場合は，何らかの疾患の存在が疑われる．

【治療目標】機能調節，心身ケア
【処　方】1) 脳活性化：頂中線（MS5）
　　　　　2) 鎮静：額中線（MS1）
　　　　　3) 胃腸機能調整：額旁Ⅱ線（MS3）
　　　　　4) 鍼灸処方：大椎，内関，合谷，足三里，三陰交，太衝，心兪，脾兪，肝兪，腎兪

第5章　頭鍼の臨床

5-10 内科疾患
かぜ症候群・咳嗽・痰・喘息/動悸・息切れ・胸痛

5-10　5．かぜ症候群・咳嗽・痰・喘息

1) **かぜ症候群**：発熱・悪寒，くしゃみ，鼻水，鼻閉，咽頭痛，咳嗽，喀痰，発熱，頭痛，腰痛，全身倦怠感などの症状がみられる症候群である．一般に軽症であるが，伝染性が強いインフルエンザ，感染疾患の早期症状，また基礎疾患をもつ患者では原疾患の急性増悪を見逃さない．

2) **咳嗽**：気管・喉頭・呼吸筋の反射的な収縮運動で，気道の異物や分泌物を除去する生体防御反射の一つである．呼吸器疾患だけではなく，呼吸器疾患以外でも起こる．

3) **痰**：咳嗽によって気道系から喀出される．湿性咳嗽は気道で増加した分泌物が気道を刺激し，痰を喀出する．急・慢性気管支炎，気管支拡張症，肺炎，肺化膿症，副鼻腔気管支症候群，後鼻漏などがみられる．乾性咳嗽は喀痰を伴わない．上気道から下気道の全域における，気道の過敏によるから咳である．かぜ症候群，インフルエンザ，喘息，アトピー咳嗽，喉頭アレルギー，間質性肺炎，心因性咳嗽，気管支結核，胃食道逆流症，肺癌などでみられる．

4) **喘息**：発作性の呼吸困難と喘鳴を特徴とする症候群である．気管支喘息，気管支炎性喘息と肺気腫性喘息などの呼吸器疾患だけでなく，心臓喘息や尿毒症性喘息もある．

【治療目標】呼吸機能調節，解熱，咳止め，去痰
【処　方】1) 脳活性化：頂中線（MS5）
　　　　　2) 鎮静：額中線（MS1）
　　　　　3) 呼吸機能調整：額旁Ⅰ線（MS2），額旁Ⅱ線（MS3）
　　　　　4) 鍼灸処方：大椎，曲池，合谷，列欠，豊隆，風池，風門，肺兪，脾兪

5-10　6．動悸・息切れ・胸痛

1) **動悸**：全身疾患性動悸，外因性動悸，精神的動悸に分けられる．全身疾患性動悸は甲状腺機能亢進症，褐色細胞腫などの内分泌疾患，低血糖，貧血，発熱，脱水，慢性呼吸器疾患などに起因する．外因性動悸は薬剤，アルコール，コーヒーなどのカフェイン，喫煙などによる．精神的動悸は心臓神経症，過換気症候群などにより引き起こされる．

2) **息切れ**：安静時や軽い労作時に感じる呼吸性の不快感のこと．呼吸困難より軽い呼吸障害を意味する．息切れは，安静時か労作時か，労作時に増悪するか，発作性か，喘鳴の有無などが問診のポイントとなる．

3) **胸痛**：胸部に不快感，圧迫感，痛み，激痛を感じる病態である．軽症の神経症あるいは筋・肋骨系に由来する疼痛が最も多いが，心筋梗塞，狭心症，急性心膜炎，心臓神経症，大動脈解離症，自然気胸，肺塞栓症，肺梗塞，胸膜炎，肺癌などの胸部内臓に由来するものは見逃さない．

・突発性肋間神経痛は，痛みが発作性で，肋間神経の経路と分布に一致する．圧痛点が触診される．

・帯状疱疹による肋間神経痛は水痘・帯状疱疹ウイルスに起因し，肋間神経に沿って帯状に赤い発疹と水疱が出現し，疼痛を伴う．

【治療目標】鎮静，鎮痛，心身ケア
【処　方】1) 鎮静・鎮痛：額中線（MS1），額旁Ⅰ線（MS2），額旁Ⅱ線（MS3）
　　　　　2) 脳活性化：頂中線（MS5）
　　　　　3) 鍼灸処方：内関，神門，膻中，足三里，三陰交，太衝，心兪，肝兪

5-10 内科疾患

いびき/胸やけ・げっぷ・悪心，嘔吐

5-10　7. いびき

睡眠時に起きる異常な呼吸音を特徴とする病態である．肥満症，口蓋扁桃の肥大，舌扁桃の肥大，アデノイド肥大などによる上気道狭窄，鼻疾患に起因すると考えられる．

【治療目標】鎮静，機能調節，心身ケア
【処　方】
1) 鎮静：額中線 (MS1)
2) 脳活性化：頂中線 (MS5)
3) 機能調整：額旁Ⅰ線 (MS2)
4) 鍼灸処方：内関，合谷，足三里，三陰交，太衝，心兪，脾兪，肝兪

5-10　8. 胸やけ・げっぷ・悪心，嘔吐

1) 胸やけ：胸骨下部の背面あるいは心窩部の上部に感じる灼熱感．原因疾患として，慢性胃炎，機能性胃腸症が最も多く，逆流性食道炎，食道裂孔ヘルニア，消化性潰瘍（胃・十二指腸潰瘍）がそれに続く．悪性腫瘍（食道癌，胃癌）は頻度としては少ないが，鑑別のうえで重要である．

・逆流性食道炎では下部食道括約筋の異常により，胃酸，腸液や消化酵素の逆流によって食道粘膜が傷害される．薬物療法だけではなく，食事や姿勢などの生活習慣の改善が重要視される．

2) げっぷ：噯気，おくびと同義語．胃の中にたまったガスが口外に出ること．食後や臥位によって増悪する場合が多い．

3) 悪心，嘔吐

悪心は，嘔吐したい，嘔吐しそうだという差し迫った感覚である．吐き気と同義．嘔吐は，胃内容物が食道，口腔を介して排出されること．原因疾患は多彩である．脳圧亢進，消化管疾患，肝胆膵疾患，心疾患，薬物，内耳，前庭器官疾患および神経性，心因性がみられるが，妊娠可能な女性では，妊娠による悪心・嘔吐に留意するべきである．

【治療目標】鎮静，機能調節，心身ケア
【処　方】
1) 脳活性化：頂中線 (MS5)
2) 鎮静：額中線 (MS1)
3) 機能調整：額旁Ⅰ線 (MS2)，額旁Ⅱ線 (MS3)
4) 鍼灸処方：大椎，内関，合谷，膻中，中脘，足三里，三陰交，太衝，心兪，脾兪，肝兪

第5章　頭鍼の臨床

胃痛・胃不快感/腹痛

5-10　9. 胃痛・胃不快感

　胃痛，胃もたれ，胃部不快感などを主症状とする病態であるが，胃炎，慢性胃炎，胃・十二指腸潰瘍などの疾患に起因することが多い．ウイルスや感染症およびストレスなどの精神的要因が関与している．

【治療目標】鎮静，鎮痛，機能調節，心身ケア
【処　方】1）機能調整：額旁Ⅱ線（MS3）
　　　　　2）鎮静・鎮痛：額中線（MS1）
　　　　　3）脳活性化：頂中線（MS5）
　　　　　4）鍼灸処方：内関，合谷，中脘，足三里，三陰交，太衝，脾兪，肝兪

5-10　10. 腹痛

　内臓痛・体性痛・関連痛の3つに分けられる．内臓痛は，腹部管腔臓器の平滑筋の過伸展，過収縮によって惹起される．鈍痛と周期性の疝痛を特徴とし，悪心，動悸，発汗などの自律神経症状を伴う．体性痛は，炎症や機械的・化学的刺激が腹膜，腸間膜，横隔膜などに及んだ場合に惹起される．持続的で鋭く比較的限局した痛みを特徴とし，体位変換や体動で増強する場合が多い．関連痛は，激しい内臓痛が脊髄内で隣接線維に波及し，その高さの皮膚分節に疼痛を感じる．腹部以外に感じられる関連痛を放散痛という．原因疾患は機能性消化器疾患によることが最も多く，心因性の誘因も含まれる．次は器質性消化器疾患である．他臓器疾患も少なからず存在するが，全身性疾患によるものは比較的少ない．

【治療目標】鎮静，鎮痛，胃腸機能調節，心身ケア
【処　方】1）胃腸機能調整：額旁Ⅱ線（MS3），額旁Ⅲ線（MS4）
　　　　　2）鎮静・鎮痛：額中線（MS1）
　　　　　3）脳活性化：頂中線（MS5）
　　　　　4）鍼灸処方：内関，合谷，天枢，足三里，三陰交，太衝，脾兪，肝兪

11. 下痢・便秘

1) **下痢**：普通便の水分含有量はバナナ状（水分70〜80％）であるが，それ以上に増加した病態（1日の糞便中の水分量が200mL以上または糞便重量が200g以上）を下痢と定義している．急性下痢と慢性下痢に分けられる．病因は多岐にわたるため，発症様式，排便回数，便の性状（血便や粘液便など），食事摂取歴，服薬歴，海外渡航歴，下痢を生じる基礎疾患の有無，随伴症状（腹痛，発熱，体重減少）など，問診を十分に行う．

2) **便秘**：糞便の腸管内における異常な停滞あるいは通過時間の異常な延長により，排便回数や排便量が減少した病態．便秘を厳密に定義することは難しいが，排便回数の減少（3〜4日以上排便のないもの），便量の減少（35g/日以下），硬い糞便の排出のいずれかにより，排便に困難を感じた病態と考えられる．急性と慢性，器質性と機能性に分けられる．

【治療目標】胃腸機能調節，心身ケア
【処　方】1) 胃腸機能調整：額旁Ⅱ線（MS3）
　　　　　2) 脳活性化：頂中線（MS5）
　　　　　3) 鍼灸処方：合谷，天枢，大横，小腸兪，八髎，足三里，三陰交，太衝，脾兪，肝兪

12. 糖尿病

日本糖尿病学会では，随時血糖値が200mg/dL以上，空腹時血糖値が126mg/dL以上，75g経口ブドウ糖負荷試験2時間値が200mg/dL以上のいずれかであれば糖尿病型とし，違う日の検査で糖尿病型が2回確認されるか，1回の確認でも，糖尿病の特徴的な症状である，HbA1c 6.5％以上，または糖尿病網膜症がある場合，糖尿病と診断される．

病態生理は，インスリンの絶対的もしくは相対的不足により引き起こされる，持続的高血糖状態である．原因は，遺伝的因子と環境的因子の両方が絡み合っている．環境因子としては，肥満，過食，ストレス，薬剤，ウイルス感染などがある．

臨床では，1型糖尿病と2型糖尿病の2つに大別できるが，後者の発症が多くみられている．合併症として糖尿病網膜症，糖尿病性腎症，糖尿病性神経障害が挙げられている．また，生活習慣病である高脂血症，高血圧症，肥満と並び，動脈硬化の危険因子となり，心筋梗塞や脳梗塞を引き起こす．

【治療目標】血糖代謝調節
【処　方】1) 血糖代謝調節：頂中線（MS5）
　　　　　2) 胃腸機能調整：額旁Ⅰ線（MS2），額旁Ⅱ線（MS3）
　　　　　3) 鍼灸処方：合谷，中脘，建里，天枢，足三里，三陰交，太衝，脾兪，三焦兪，肝兪，腎兪

13. バセドウ病

　甲状腺刺激ホルモン受容体抗体が甲状腺を刺激するため，甲状腺がびまん的に腫大し，甲状腺ホルモンを上昇させることにより，バセドウ病（甲状腺機能亢進）となる．

　女性に好発する．頻脈，甲状腺腫，眼球突出というメルゼブルク三徴候が主症状となるが，発汗過多，体重減少，易疲労感，手指振戦，基礎代謝亢進，アキレス腱反射亢進，収縮期血圧の上昇，コレステロール値の低下もみられる．精神症状として，いらいらして落ち着かない，集中できず，多弁などの軽躁状態になったり，うつ状態に陥ったりする．

【治療目標】鎮静，代謝調節
【処　方】1) **鎮静，代謝調節**：頂中線 (MS5), 額中線 (MS1)
　　　　　2) **感覚機能調整**：頂顳後斜線 (MS7)
　　　　　3) **鍼灸処方**：風池，大椎，曲池，合谷，足三里，三陰交，太衝，心兪，脾兪，肝兪，腎兪

14. 痛　風

　高尿酸血症が長期間持続した結果，尿酸塩結晶の沈着に基づき急性関節炎を発症した病態である．第1中足骨趾節関節にみられる痛風関節炎，痛風結節を主症状とする．肥満，高血圧，脂質異常症（高脂血症），耐糖能異常などを複合的に合併することが多い．高尿酸血症は虚血性心疾患，脳血管障害の発症と密接に関連する．

【治療目標】鎮静，鎮痛，心身ケア
【処　方】1) **鎮静**：額中線 (MS1), 頂中線 (MS5)
　　　　　2) **鎮痛**：額旁Ⅲ線 (MS4), 頂旁Ⅰ線 (MS8), 頂顳後斜線 (MS7) の1/5
　　　　　3) **鍼灸処方**：内関，合谷，足三里，三陰交，行間，大都，太白，三焦兪，肝兪，腎兪

関節リウマチ(RA)/全身性エリテマトーデス(SLE)

5-10内科疾患

5-10　15. 関節リウマチ(RA)

　原因は不明であるが，自己免疫機序が関係している病態である．40〜50歳代での発症が多く，女性に多い．多発性(3関節以上)対称性関節炎を特徴とする．手関節，中手指節間(MCP)関節，近位指節間(PIP)関節などの手の関節に発症しやすい．罹患関節の疼痛，腫脹，熱感，可動域制限があり，朝のこわばり，安静後のこわばり，発熱，全身倦怠感，食欲不振などの全身症状を随伴している．骨の破壊が進行すると，手指ではスワンネック変形やボタンホール変形などのRA特有の変形を呈する．

　RAは難治疾患の1つであるが，近年，RAの薬物療法が，目覚ましい進歩を遂げ，骨・軟骨の破壊や関節の変形を予防することができるようになっている．早期診断，早期治療が重要である．

【治療目標】鎮静，鎮痛，運動・関節機能の改善
【処　方】1) **鎮静・鎮痛**：頂中線(MS5)，額中線(MS1)
　　　　　2) **運動・関節機能の改善**：頂旁Ⅱ線(MS9)，頂顳前斜線(MS6)の1/5
　　　　　3) **鍼灸処方**：合谷，陽渓，中渚，中衝，八邪

5-10　16. 全身性エリテマトーデス(SLE)

　膠原病を代表する疾患の1つである．原因不明の多臓器を障害する慢性的全身炎症性の自己免疫疾患である．20〜40歳の女性に好発する．

　SLEの臨床症状はきわめて多彩である．①蝶形紅斑やディスコイド疹を特徴とする皮疹．②骨破壊を伴わない対称性・多発性の関節炎．③ループス腎炎．④痙攣発作と精神症状などの精神神経症状．⑤心肺症状．⑥消化器症状．⑦血液症状など．頭鍼療法の効果は限定的でしかないが，心身ケアおよび症状の寛解を補完的にサポートしている．

【治療目標】鎮静，心身ケア
【処　方】1) **鎮静**：額中線(MS1)，頂中線(MS5)
　　　　　2) **症状の寛解**：頂顳後斜線(MS7)の4/5〜5/5
　　　　　3) **鍼灸処方**：関元，気海，足三里，三陰交，大椎，風門，肺兪，心兪，脾兪，三焦兪，肝兪，腎兪

5-11. 緩和医療の頭鍼療法

　緩和医療は緩和ケアともいう．がんなどの生命を脅かす疾患に罹患した末期患者に対して，苦痛の緩和とQOLの向上を目指した医療である．緩和医療は患者とその家族本位によるとし痛みやその他の身体的，心理的，社会的な問題を積極的かつ全人的に行うことを基本とする．頭鍼療法では鎮痛，鎮静および脳機能の調整により，苦痛の緩和やQOLの向上をサポートする．緩和医療の中に積極的に取り入れたい．

● 治療部位

①前頭部にある額中線（MS1）・額旁Ⅰ線（MS2）・額旁Ⅱ線（MS3）・額旁Ⅲ線（MS4）．②頭頂部にある頂中線（MS5）・頂旁Ⅰ線（MS8）・頂旁Ⅱ線（MS9）．③頂顳後斜線（MS7）．

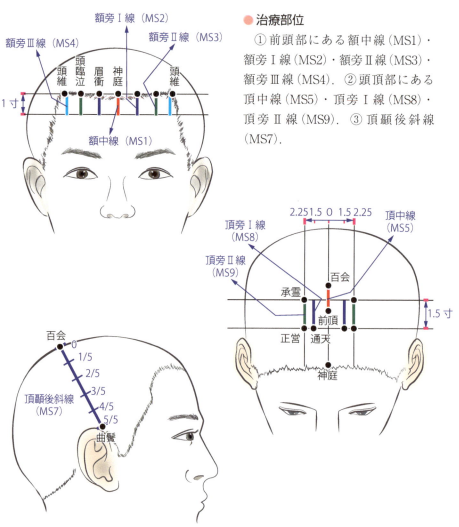

1. がん

1) 疼痛
疼痛は，感覚体験（身体的感覚）と情動体験（心理的感覚）の2つの側面から感じられる不快な感覚（自覚，または主観的），苦痛である．疼痛は，身体的な痛みだけではなく，精神的・心理社会的・スピリチュアルなど多面性があり，それぞれの要素が複雑に絡み合って全人的な痛みとなる特徴がある．疼痛は，生活の質（QOL）を低下させる最も代表的な症状の1つである．

例えば，がん疼痛の原因は，がんによる痛み，がん治療に起因する痛み，がんによる身体の衰弱および精神・心理的に起因する痛みなどが挙げられる．また，疼痛はその病態により，体性痛，内臓痛と神経障害性疼痛を分類する．

2) 消化器症状
・吐き気・嘔吐：例えば，がん患者では，およそ40～70%にみられるとされており，がんの病期や治療のどの段階でも起こり得る非常に頻度の高い症状である．

・消化管閉塞：進行・再発期にあるがん患者における消化管閉塞は，嘔気・嘔吐・腹痛・腹部膨満感といった症状によりQOLを著しく低下させる．

・腹水：がんによる腹水では，腹部膨満感，突っ張るような痛み，食欲不振や呼吸困難などがみられる．

・便秘：がん患者では，非常に頻度の高い症状であり，難治性となる．

3) 倦怠感
だるさや極度の疲労感を主訴とする倦怠感は，78～96%の最も頻度の高い症状であり，日常生活への影響が非常に大きい．例えば，がん自体，悪液質の進行，抗がん剤，化学放射線療法による副作用，貧血や感染症，高カルシウム血症，抑うつ，睡眠障害などががんによる倦怠感の原因となる．

【治療目標】鎮静，鎮痛，心身ケア

【処　　方】
1) 鎮静：額中線（MS1），額旁Ⅰ線（MS2），額旁Ⅱ線（MS3），額旁Ⅲ線（MS4）
2) 鎮痛：頂中線（MS5），頂旁Ⅰ線（MS8），頂旁Ⅱ線（MS9）
3) 感覚調整：頂顳後斜線（MS7）
4) 鍼灸処方：大椎，内関，合谷，足三里，三陰交，太衝，心兪，肝兪

第6章　諸氏の頭鍼療法

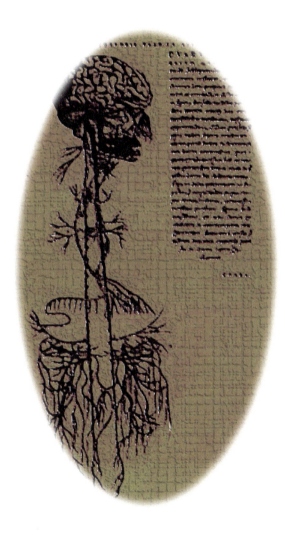

6-1. 焦氏頭鍼（1）

　1970年，中国・山西省運城市の焦順発氏が大脳の機能局在に基づいて，14頭部刺激部位（区）を基本とした**焦氏頭鍼**を考案した．焦氏頭鍼はWHO/WPRO国際標準頭鍼に似て，脳血管疾患を初めとして，現代鍼灸臨床によく応用している．

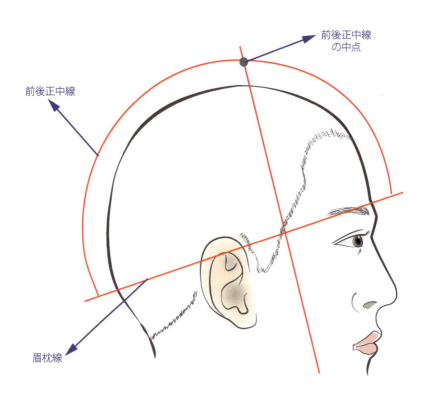

　焦氏頭鍼の部位を定めるには**前後正中線**と**眉枕線**の2本を基準線とする．
1) **前後正中線**：解剖の**矢状正中線**にあたる．眉間（印堂）と外後頭隆起下縁の中点とを結ぶ．その中央にある点を**前後正中線の中点**とする．この中点は焦氏頭鍼の部位を定めるために重要である．
2) **眉枕線**：眉毛の中点（魚腰）上縁から外後頭隆起尖端までを結ぶ．

6-1. 焦氏頭鍼(2)

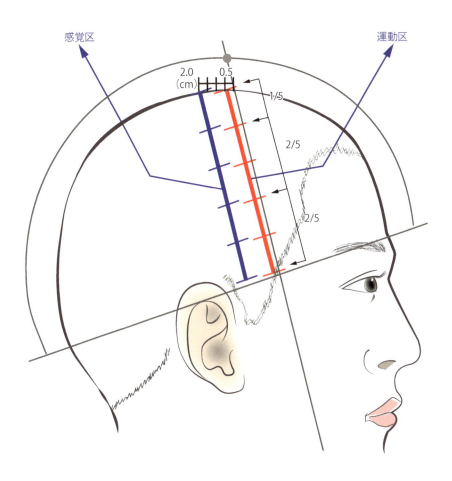

1) **運動区**：上点は前後正中線中点から後方へ0.5cm移動する．下点は眉枕線ともみあげ前縁との交点．その上点と下点とを結ぶ線を運動区とする．その運動区を5等分にし，上方1/5は下肢と体幹部，中央2/5は上肢，下方2/5は顔面，または言語1区の運動に区分する．運動区は大脳皮質の中心前回の運動野にあたる．運動疾患や運動失語の治療に用いる．

2) **感覚区**：上点は前後正中線中点から後方へ2.0cm移動し，運動区との平行線である．運動区と同様に，5等分にする．上方1/5は下肢と体幹部，中央2/5は上肢，下方2/5は顔面の感覚に区分する．感覚区は大脳皮質の中心後回の感覚野にあたる．疼痛，知覚障害などの感覚障害の治療に用いる．

第6章　諸氏の頭鍼療法

6-1. 焦氏頭鍼（3）

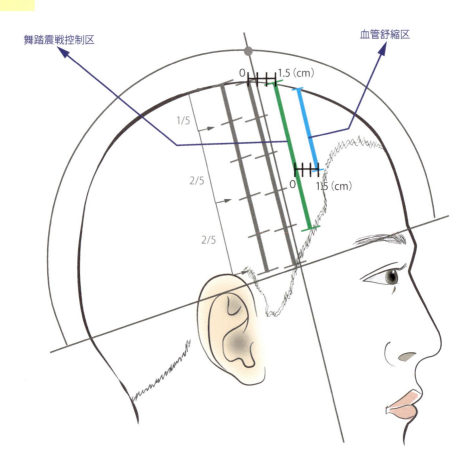

3) 舞踏震戦控制区：運動区から前方へ1.5cm平行移動する線である．パーキンソン症候群，舞踏病および振戦麻痺などの錐体外路疾患の治療に用いる．
＊控制とはコントロールを意味する．

4) 血管舒縮区：舞踏震戦控制区から前方へ1.5cm平行移動する線である．高血圧などの血管障害や脳疾患による浮腫の治療に用いる．
＊血管舒縮とは血管収縮の意味である．

6-1. 焦氏頭鍼(4)

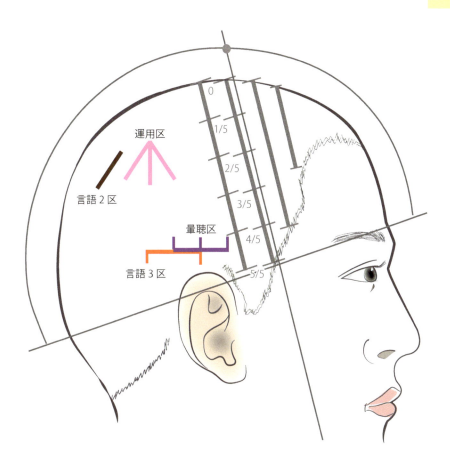

5) **運用区**：頭頂骨にある頭頂結節*から側頭骨にある乳様突起*へ向けて3cmの線を引く．その線を軸に角度30°で3cmの線を2本引く．この3本線を運用区という．失行症の治療に用いる．

*頭頂結節とは，頭頂骨の外面にあり，その中央部で最も膨隆した部位．胎児および若年頭蓋で著明である．また左右両側の頭頂結節間の距離が頭蓋の幅の最も広いところ，すなわち最大脳頭蓋幅径として知られている．

*乳様突起とは，側頭骨の後下方部，骨性外耳道の後内側で，茎状突起の外側にある円錐状の突起．

6) **暈聴区**：耳尖から直上1.5cmを基準点とし，4cmの水平線を引く．めまいや聴覚障害などの治療に用いる．

7) **言語2区**：頭頂結節の後下方2cmを基準点とし，前後正中線と平行した3cmの斜線を引く．名詞失語症の治療に用いる．

8) **言語3区**：暈聴区中点から後方へ4cm水平線を伸ばす．感覚性失語症の治療に用いる．

第6章　諸氏の頭鍼療法

6-1. 焦氏頭鍼（5）

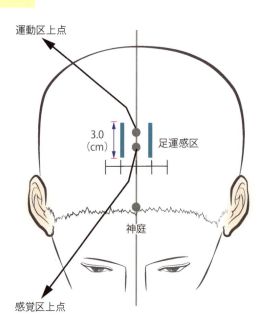

9) **足運感区**：頭頂にあり，前後正中線中点から外側1cmを基準点とし，後方へ3cmの垂直線を引く．対側下肢麻痺，腰痛，排尿障害，女性疾患，男性疾患などの治療に用いる．

10) **視区**：外後頭隆起尖端の水平線上で，その尖端から左右へ1cmを基準点とし，上方へ4cm垂直線を引く．小脳障害など平衡疾患の治療に用いる．

11) **平衡区**：外後頭隆起尖端の水平線上で，その尖端から左右へ3.5cmを基準点とし，下方へ4cmの垂直線を引く．視力障害など眼疾患の治療に用いる．

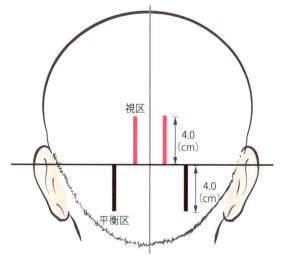

第6章　諸氏の頭鍼療法

6-1. 焦氏頭鍼 (6)

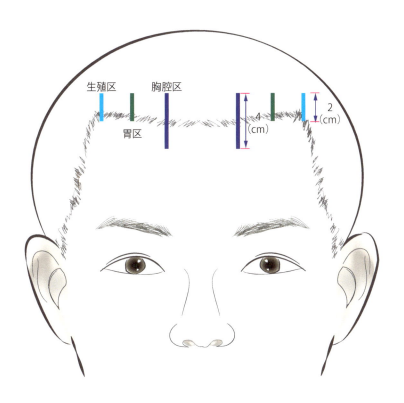

12) **胃区**：瞳孔中線と前髪際との交点を基準点とし，上方へ2cmの線を引く．上腹部や胃痛などの治療に用いる．

13) **胸腔区**：胃区を定める瞳孔中線と前後正中線との中央にあり，前髪際から上下方向へ各2cmの線を引く．呼吸や循環の心肺疾患，排尿障害，浮腫などの治療に用いる．

14) **生殖区**：額角（頭維）を基準点とし，上方へ2cm線を引く．女性疾患や男性疾患の治療に用いる．

6-2. 朱氏頭鍼（1）

　1980年頃，中国・北京鍼灸骨傷学院朱明清氏が中医学経脈理論に基づいて，9刺激帯（区域）を定め，200回/分の快速的捻鍼刺激を特徴とする朱氏頭鍼が考案された．

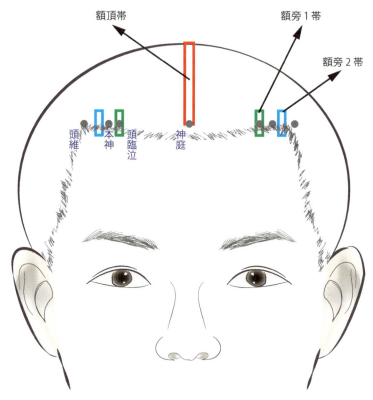

1) 額頂帯：神庭から百会までの督脈を基準ラインとし，1.0寸幅の帯を引く．督脈と足太陽膀胱経との間に相当する刺激帯である．この刺激帯を4等分にする．
　前方から1/4部は頭部や顔面部，舌および咽喉部の疾患への治療．
　前方から2/4部は胸部の呼吸や循環器系の心肺疾患，横隔膜痙攣への治療．
　前方から3/4部は上腹部の肝胆，胃や膵臓疾患への治療．
　後方の1/4部は下腹部の泌尿器系や生殖疾患への治療．

2) 額旁1帯：頭臨泣を基準点とし，0.5寸幅，上下へ0.5寸の帯を引く．肝胆や脾胃，膵臓などの消化器系疾患の治療に用いる．

3) 額旁2帯：本神から頭維へ0.25寸を基準点とし，0.5寸幅，上下へ0.5寸の帯を引く．泌尿器系の腎臓，膀胱疾患，生殖疾患の治療に用いる．

6-2. 朱氏頭鍼(2)

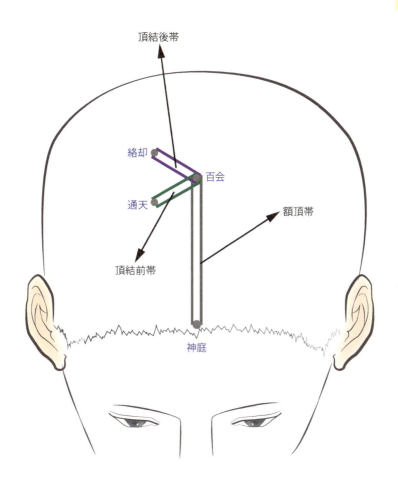

4) **頂結前帯**：通天から百会に向かい，0.5寸幅の帯を基準ラインと定める．坐骨神経痛や梨状筋損傷，股関節および殿部症候の治療に用いる．

5) **頂結後帯**：絡却から百会に向かい，0.5寸幅の帯を引く．頸椎や肩関節周囲疾患の治療に用いる．

6-2. 朱氏頭鍼 (3)

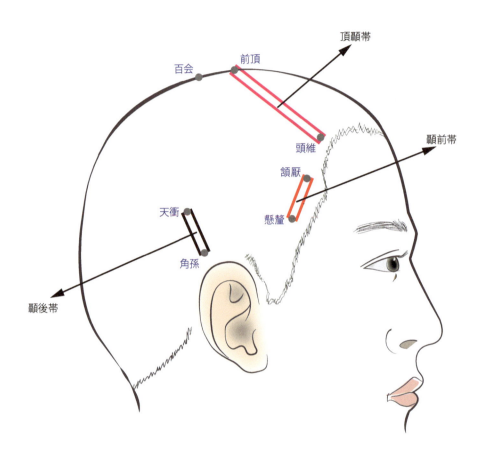

6) **頂顳帯**：前頂から頭維に向かい1.0寸幅の帯を基準ラインと定め，それを3等分する．中枢性運動障害や感覚障害に効果がある．
　前方1/3部は下肢症候への治療．
　中央1/3部は上肢症候への治療．
　後方1/3部は頭部や顔面症候への治療．

7) **顳前帯**：頷厭から懸釐に向かい1.0寸幅の帯を基準ラインと定める．片頭痛，末梢性顔面神経麻痺，運動失語症および口腔疾患の治療に用いる．

8) **顳後帯**：角孫から天衝に向かい1.0寸幅の帯を基準ラインと定める．片頭痛，めまい，聴覚障害の治療に用いる．

6-2. 朱氏頭鍼（4）

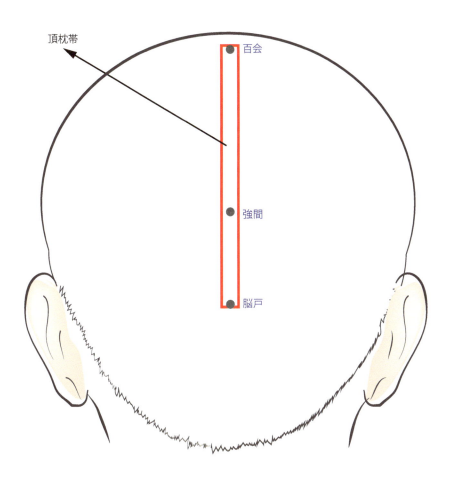

9) **頂枕帯**：百会から脳戸に向かい1.0寸幅の帯を引き，それを4等分する．体幹背面の症候に用いる．

　前方から1/4部は仙椎部や会陰部症候への治療．
前方から2/4部は腰部症候への治療．
前方から3/4部は背部症候への治療．
後方1/4部は頭部や頸部症候への治療．

6-3. 方氏頭鍼(1)

1970年, 中国・陝西省の方雲鵬氏が伏象, 伏臓, 倒象および倒臓など, 4区画を基本とし, 思惟, 運平, 記憶, 言語, 書写, 信号, 聴覚, 視覚, 平衡, 嗅覚および呼循などの11刺激点を定める.

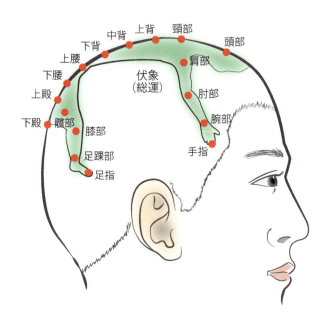

● 4区画

1) **伏象**は, 総運動中枢, または総運ともいう. 腹臥位をとる人体は矢状中央線を軸にして, 頭皮に投影している. この伏象を4つの区域に分けている.

- **頭部・頸部**:矢状縫合と冠状縫合の交点の前にある部位. 頭部は縦2cm, 幅2cm, 頸部は縦2cm, 幅1cmを区分するが, 頭部と頸部の間では1cm重ねて合計の長さは3cmとなる.
- **上肢部**:矢状縫合と冠状縫合の交点から冠状縫合に沿い, 下方の眼窩外角突起の約3cm後方まで約11cmのラインである. 上方から肩部2cm, 肩部から肘点3.5cm, 肘部から腕部3.5cm, 腕部から手指2cmを区分する.
- **体幹部**:矢状縫合と冠状縫合の交点からラムダ縫合尖端まで14cmのラインである. 背部(上背・中背・下背)(幅3cm/縦2cm/長さ6cm), 腰部(上腰・下腰)(幅2cm/縦2cm/長さ4cm), 殿部(上殿・下殿)(幅3cm/縦2cm/長さ4cm)を区分する.
- **下肢部**:ラムダ縫合尖端からラムダ縫合に沿い, ラムダ縫合, 頭頂乳突縫合および後頭乳突縫合の交点までの9cmのラインである. 上方から, 髄部1.5cm, 髄部から膝部3cm, 膝部から足踝部3cm, 足踝部から足指1.5cmを区分する.

6-3. 方氏頭鍼(2)

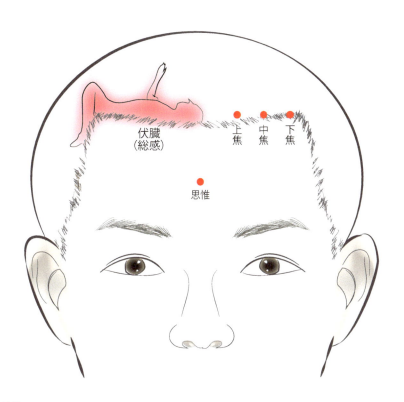

2) **伏臓**は，前髪際に位置し，総感覚中枢，または総感ともいう．人体の内臓を正中線を軸にして額角まで横わたる人体の内臓を投影している．前正中線から上焦(3cm)，中焦(1.5cm)，下焦(2cm)を区分する．

上焦：横隔膜から上部の胸腔臓器(心肺)と上肢ならびにその皮膚感覚，大脳(思惟)．
中焦：横隔膜から臍部との間にある腹部臓器(肝胆，膵臓，脾胃腸など)およびその皮膚感覚．
下焦：臍部から下部の間にある下腹部臓器(泌尿，生殖器系)，下肢およびその皮膚感覚．
3) **倒象**は143頁参照．
4) **倒象**は143頁参照．

● **11 刺激点**
思惟：眉間中央(印堂)から直上3cmの部位．

第6章 諸氏の頭鍼療法

6-3. 方氏頭鍼 (3)

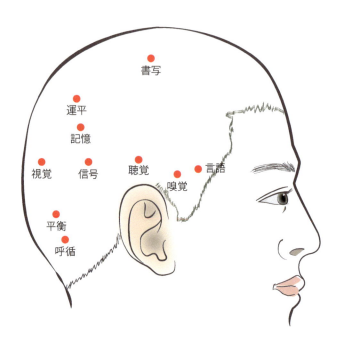

言語：言語中枢の頭皮への投影部．眉中央（魚腰）と耳尖を結ぶ線の中点．運動性失語の治療に用いる．

書写：書中枢の頭皮への投影部．矢状縫合と冠状縫合の交点から左右後方へ向かい矢状縫合と角度45°をなす線を引く．この線上で矢状縫合と冠状縫合の交点から3cmの部位．振戦麻痺や舞踏病の治療に用いる．

記憶：識字中枢の頭皮への投影部．ラムダ縫合尖端から矢状縫合と角度60°をなす線を引く．この線上でラムダ縫合から7cmの部位．健忘性失語などの治療に用いる．

信号：感覚言語中枢の頭皮への投影部．外後頭隆起の上3cmと耳尖を結ぶ線上で，前1/3と後2/3の点にある．感覚性失語の治療に用いる．

運平：運動中枢の頭皮への投影部．ラムダ縫合尖端から左右前方に向かい，ラムダ縫合と角度30°をなす線を引く．この線上でラムダ縫合から5cmの部位にある．運動性疾患の治療に用いる．

視覚：視覚中枢の頭皮への投影部．外側後頭隆起の上2cmで，両側に1cm離れる部位にある．

平衡：平衡中枢の頭皮への投影部．外側後頭隆起の下2cmで，両側に3.5cm離れる部位にある．

呼循：呼吸中枢と循環中枢の略称．外側後頭隆起の下5cmで，両側に4cm離れる部位にある．

聴覚：聴覚中枢の頭皮への投影部．耳尖の上1.5cmにある．

嗅覚：嗅覚中枢と味覚中枢の頭皮への投影部．耳尖の前3cmにある．

6-3. 方氏頭鍼（4）

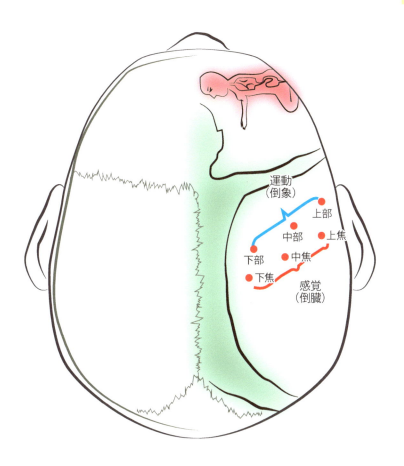

倒象：大脳皮質運動中枢（中心前回）の頭皮への投影部．人体を逆立ちさせて配置するので，倒象という．矢状正中線（印堂〜外後頭隆起）の中点から後方1.25cmをA点とする．眉間中点（印堂）から耳を経て外後頭隆起までのラインを眉耳枕線という．その中点前1.25cmから上方に向けて4cmの垂線を引き，その線の上端をB点とする．このA点とB点を結ぶ線から前方1.25cm移動した平行線は倒象（中心前回運動中枢）の部位となる．倒象は約9cmで，耳側から上部1/3（頭頸部），中部1/3（上肢）と下部1/3（体幹と下肢）を区分する．

倒臓：大脳皮質感覚中枢（中心後回）の頭皮への投影部．人体を逆立ちさせて配置するので，倒臓という．耳側から上焦・中焦・下焦を3等分する．

6-4. 湯氏頭鍼（1）

中国・上海湯頌延氏が，正中矢状線の中点になる陰陽点を軸とし，人体腹面（陰面）と人体背面（陽面）の2つに区分している．

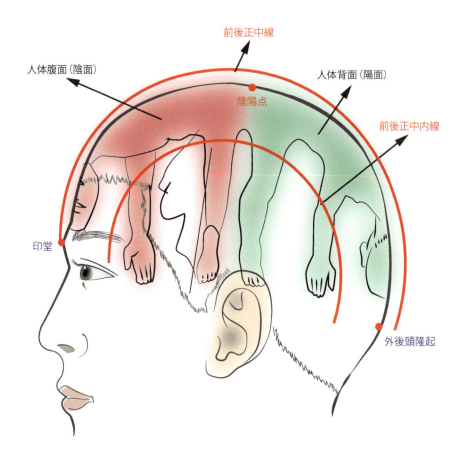

- **前後正中線**：印堂から頭頂を通り，外後頭隆起下縁までの正中矢状線である．
- **陰陽点**：前後正中線の中点．
- **前後正中内線**：前後正中線から眼裂の幅ほど離れた平行線である．

6-4. 湯氏頭鍼(2)

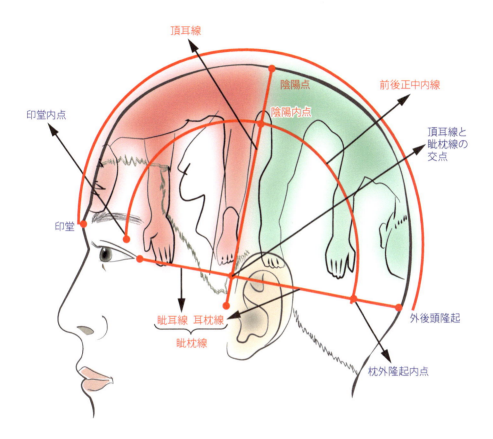

- **頂耳線**：陰陽点と耳珠を結ぶラインである．
- **陰陽内点**：前後正中内線と頂耳線の交点．
- **眦枕線**：外眼角（外眦）と外後頭隆起下縁を結ぶライン．頂耳線によって眦耳線と耳枕線を分ける．
- **印堂内点**：眦枕線と印堂に平行する線で，前後正中内線との交点．
- **枕外隆起内点**：眦枕線上で，外後頭隆起下縁から前後正中内線との交点．

6-4. 湯氏頭鍼（3）

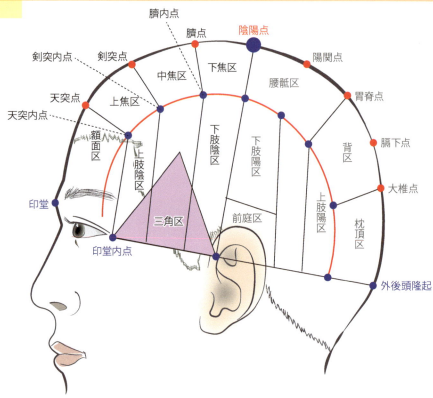

人体腹面（陰面）

- **天突点**：神庭にあたる部位.
- **天突内点**：天突点（神庭）と外後頭隆起下縁を結ぶ線と前後正中内線との交点.
- **剣突点**：天突点と陰陽点を結ぶ線の前1/3.
- **剣突内点**：天突内点と陰陽内点を結ぶ線の前1/3.
- **臍点**：天突点と陰陽点を結ぶ線の後1/3.
- **臍内点**：天突内点と陰陽内点を結ぶ線の後1/3.
- **額面区**：印堂，印堂内点，天突内点および天突点に囲まれた区で，上から下へ5等分し，10の区に分ける.
- **上焦区**：天突点，天突内点，剣突内点および剣突点に囲まれた区である．さらに上焦区を肺，心および腋区の3つに分ける.
- **中焦区**：剣突点，剣突内点，臍点および臍内点に囲まれた区である．さらに中焦区を肝胆，脾胃区の2つに分ける.
- **下焦区**：臍点，陰陽点および陰陽内点に囲まれた区である．下焦区では主に泌尿器系と生殖器系を含んでいる.
- **上肢陰区**：天突内点，前後正中内線の上焦区下方1/3，眦耳線前1/3，印堂内点に囲まれた区である．上から下へ5等分し，肩陰線，肘陰線，腕陰線および指陰線の区に分ける.
- **下肢陰区**：前後正中内線の下焦区前1/4，陰陽内点，頂耳線と眦枕線との交点，眦耳線後1/3に囲まれた区である．上から下へ5等分し，股陰線，膝陰線，踝陰線および趾陰線の区に分ける.
- **三角区**：眦耳線を底辺とする正三角形.

6-4. 湯氏頭鍼（4）

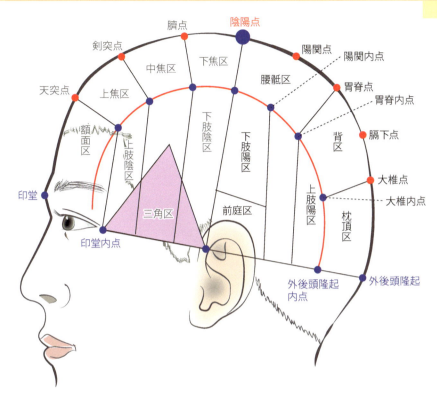

人体背面（陽面）

- **胃脊点**：前後正中線上で，陰陽点と外後頭隆起下縁との前1/3．
- **胃脊内点**：前後正中内線上で，陰陽内点と外後頭隆起内点との前1/3．
- **大椎点**：前後正中線上で，陰陽点と外後頭隆起下縁との後1/3．
- **大椎内点**：前後正中内線上で，陰陽内点と外後頭隆起内点との後1/3．
- **陽関点（腰陽関）**：前後正中線上で，陰陽点と胃脊点との中点．
- **陽関内点**：前後正中線上で，陰陽内点と胃脊内点との中点．
- **膈下点**：前後正中線上で，胃脊点と大椎点との中点．
- **枕頂区**：外後頭隆起下縁，外後頭隆起内点，大椎内点と大椎点に囲まれる区分である．

- **背区**：大椎内点，大椎点，胃脊内点および胃脊点に囲まれる区である．
- **腰骶区**：胃脊点，胃脊内点，陰陽内点および陰陽点に囲まれる区である．
- **上肢陽区**：胃脊内点から外後頭隆起内点までの前方にある区である．頭上から下へ5等分し，肩陽線，肘陽線，腕陽線および指陽線の区に分ける．
- **下肢陽区**：陰陽内点，陽関内点，耳枕線の前1/3，頂耳線と眦枕線との交点に囲まれた区である．上から下へ5等分し，股陽線，膝陽線，踝陽線および趾陽線の区に分ける．
- **前庭区**：下肢陽区の下2/5．
- **静線・風線・血線**：耳枕線を4等分し，静線（前1/4），風線（中央），血線（後1/4）の3つの区に分ける．

6-5. 林氏頭鍼(1)

　中国・上海第二医科大学の林学儉氏が大脳皮質機能局在および脳血液循環などを基本とし，小児脳性麻痺，頭部外傷後遺症および神経性聴覚障害の臨床に効果がある頭部刺激点を定める．

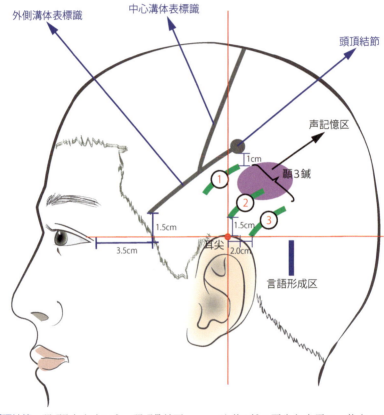

- 頭頂結節：頭頂隆起ともいう．頭頂骨外面の中央にあり，最も高い部位．
- 外側溝体表標識：前頭葉，頭頂葉と側頭葉を上下に分ける脳溝である．外眼角より後方3.5cm，その点から上方へ1.5cmを起点とし，頭頂結節と結ぶライン．
- 顳3鍼：
  1) 第1鍼：頭頂結節から前下方1cmにあり，前下方へ斜めに約3cmの幅を刺入する．
  2) 第2鍼：耳尖上1.5cmにあり，後上方へ約3cmの幅を刺入する．
  3) 第3鍼：耳尖と水平に，後方へ2cmにあり，後上方へ約3cmの幅を刺入する．
  　刺入の角度は5°〜20°で，小児脳性麻痺，頭部外傷後遺症，神経性聴覚障害，記憶機能や感覚性失語症に用いる．
- 声記憶区：頭頂結節の下方，耳尖より後上方約3cmにある．2本鍼を交叉して刺入し，言語障害に用いる．
- 言語形成区：耳尖と平行して後方約4cm．乳様突起の後方より直上する約3cmのライン．聴覚・言語障害に用いる．

6-5. 林氏頭鍼(2)

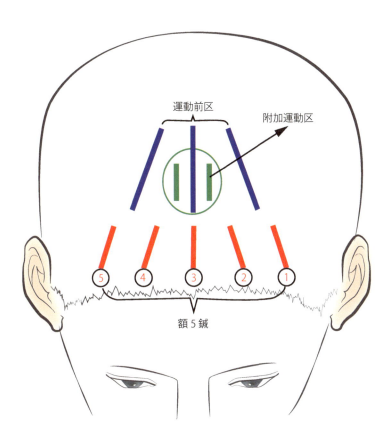

- **額5鍼**：左右の頭維の間で前髪際の上2cmを基準点とし，5等分する．
  刺入の角度は5°〜20°である．脳高次機能である前頭葉の障害に用いるが，両側の第1鍼と第5鍼は言語障害に効果がある．小児脳性麻痺，頭部外傷後遺症の場合では顳3鍼を併用する．

- **運動前区**：運動区の前方3〜4cmにある部位．3本鍼を刺入し，小児脳性麻痺，頭部外傷後遺症などの疾患による筋肉痙攣を治療目標とする．

- **附加運動区**：運動前区の中央にある部位．3本鍼を刺入し，小児脳性麻痺，頭部外傷後遺症，聴覚障害などの脳疾患を治療目標とする．

6-6. 劉氏頭鍼（1）

中国・広州中医薬大学の劉柄権氏が《周易》九宮八卦説と頭部経穴を融合し八卦頭鍼を考案した．

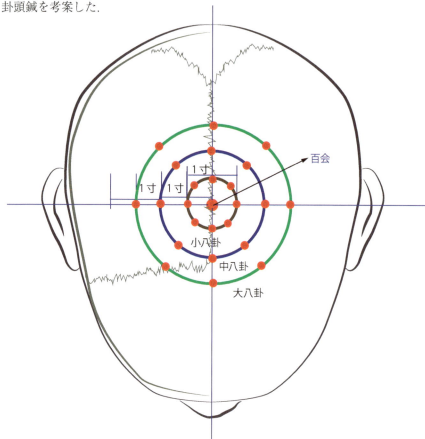

1．**百会小八卦**：百会を基準点とし半径1寸の円をかく．その円を均等に分け，8つの刺激点（四神聡に4つの刺激点を加える）を定める．刺激法はその8つの刺激点から百会に向かい横刺する．下肢運動と感覚障害，舞踏症，振戦麻痺およびめまい，頭痛，てんかんを治療目標とする．

2．**百会中八卦**：百会を基準点とし半径2寸の円をかく．その円を均等に分け，8つの刺激点を定める．刺激法はその8つの刺激点から百会に向かい横刺する．上肢・下肢運動と感覚障害，胃腸症候，排尿障害，頸椎症，耳鳴りを治療目標とする．

3．**百会大八卦**：百会を基準点とし半径3寸の円をかく．その円を均等に分け，8つの刺激点を定める．刺激法はその8つの刺激点から百会に向かい横刺する．不眠症，認知障害，失語症，頭部および顔面症候，聴覚障害を治療目標とする．

6-6. 劉氏頭鍼（2）

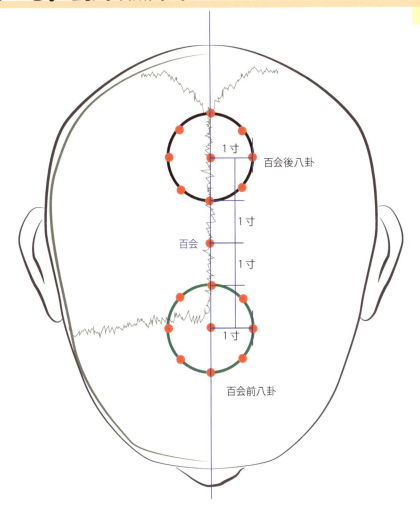

1. **百会前八卦**：百会の前2寸（顖会の前5分）を基準点とし，半径1寸の円をかく．その円を均等に分け，8つの刺激点を定める．刺激法はその8つの刺激点から中点に向かい横刺する．脳血管障害，てんかん，めまい，頭頸部症候，中焦症候を治療目標とする．

2. **百会後八卦**：百会の後2寸（後頂の後5分）を基準点とし，半径1寸の円をかく．その円を均等に分け，8つの刺激点を定める．刺激法はその8つの刺激点から中点に向かい横刺する．体幹の症候，平衡失調症候，めまい，後頭痛，てんかん，嘔吐を治療目標とする．

6-6. 劉氏頭鍼(3)

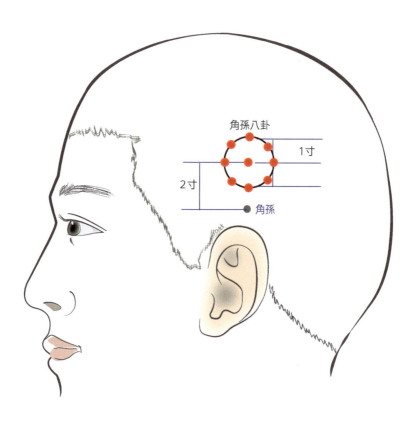

角孫八卦：角孫の直上2寸を基準点とし半径1寸の円をかく．その円を均等に分け，8つの刺激点を定める．刺激法はその8つの刺激点から中点に向かい横刺する．感覚性失語症，耳鳴り，聴覚障害，頭頸部，上肢運動障害，片頭痛，胆石症，精神神経症状，女性疾患および脳血管障害後遺症，胆経症候を治療目標とする．

6-6. 劉氏頭鍼(4)

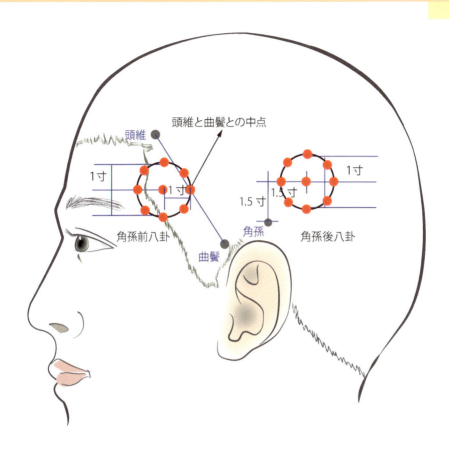

1. **角孫前八卦**：頭維と曲鬢を結ぶ中点を基準点とし，その水平方向前方1寸に半径1寸の円をかく．その円を均等に分け，8つの刺激点を定める．刺激法はその8つの刺激点から中点に向かい横刺する．顔面神経麻痺，三叉神経痛，運動性失語症，味覚障害，舞踏症，振戦麻痺，片頭痛，上歯痛，聴覚障害，胆経症候を治療目標とする．

2. **角孫後八卦**：角孫の直上1.5寸を基準点とし，その後方1.5寸に半径1寸の円をかく．その円を均等に分け，8つの刺激点を定める．刺激法はその8つの刺激点から中点に向かい横刺する．失語症，記憶障害，不眠症，認知障害，聴覚障害，胆経症候を治療目標とする．

6-6. 劉氏頭鍼（5）

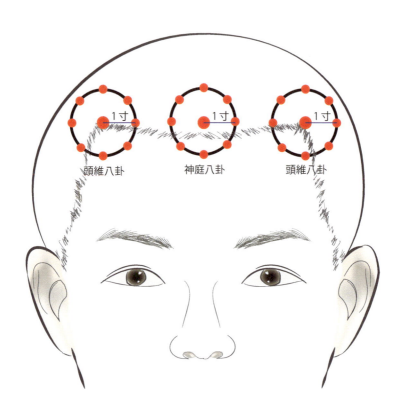

1. **神庭八卦**：神庭を基準点とし半径1寸の円をかく．その円を均等に分け，8つの刺激点を定める．刺激法はその8つの刺激点から中点に向かい横刺する．認知障害，精神疾患，記憶障害，精神神経症候，鼻症候，胸部障害，肋間神経痛，目の症候，頭痛，上焦症候を治療目標とする．

2. **頭維八卦**：頭維を基準点とし半径1寸の円をかく．その円を均等に分け，8つの刺激点を定める．刺激法はその8つの刺激点から中点に向かい横刺する．胃腸および排尿障害，肝胆症候，生殖症候，中焦および下焦症候を治療目標とする．

6-6. 劉氏頭鍼（6）

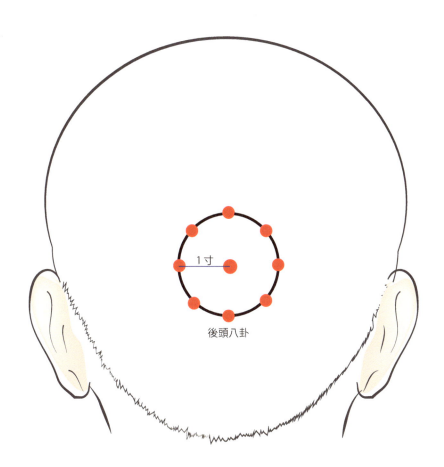

後頭八卦

後頭八卦：後頭隆起を基準点とし半径1寸の円をかく．その円を均等に分け，8つの刺激点を定める．刺激法はその8つの刺激点から中点に向かい横刺する．視覚障害，小脳症候，平衡失調症候，めまい，背部および腰部症候，てんかん，下肢運動障害を治療目標とする．

6-7. 山元氏頭鍼（1）

　日本・宮崎県日南市山元医院院長山元敏勝氏が考案した山元新頭鍼療法（YAMAMOTO New Scalp Acupuncture）である．山元氏頭鍼は前頭部を基本部位とし，YNSA基礎点（A点〜E点の5刺激点）を軸にするシンプルな頭鍼である．

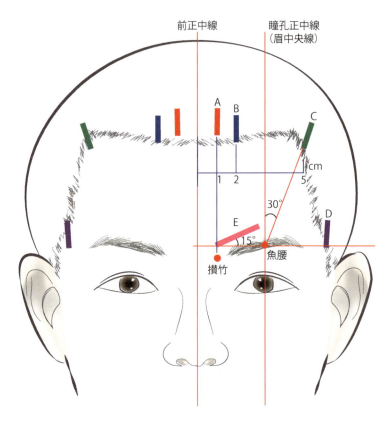

A点：眉頭（攅竹）からの垂直線と前髪際との交点．前正中線から外方1cmの部位にある．前髪際の上方1〜2cmから頭頂部へ向かい2〜3cm横刺する．頭部，頸椎，肩症候を治療目標とする．
B点：前正中線から2cm（A点の外方1cm）の部位にある．前髪際から頭頂部へ向かい2〜3cm横刺する．頸椎，肩，肩関節，肩甲骨部症候を治療目標とする．
C点：瞳孔正中線（魚腰）と30°をなす斜線と髪際との交点．前正中線から外方5cmの直上にある部位．髪際から頭頂部へ向かい2〜3cm横刺する．肩甲骨部，肩関節，上肢，手指症候を治療目標とする．

6-7. 山元氏頭鍼(2)

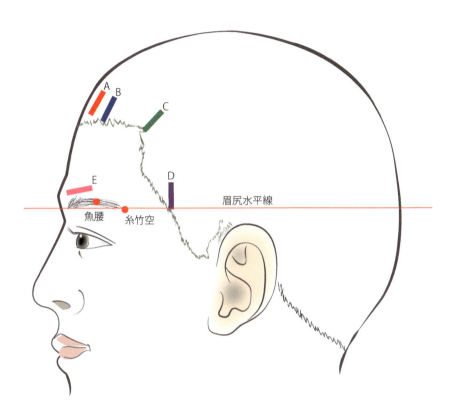

D点：眉尻(糸竹空)から引いた水平線と側髪際との交点．側髪際から頭頂部へ向かい2〜3cm横刺する．腰，下肢，足指症候を治療目標とする．

E点：前正中線の外方1cm．眉頭の上方，眉毛水平線と約15°をなす2cmほどのライン．横刺法で，呼吸，胸部および肋骨症候を治療目標とする．

　山元新頭鍼療法はシンプルで，分かりやすく使いやすい特徴をもち，関節リウマチ，様々な疼痛疾患，頭部外傷障害，不眠症，パーキンソン病，メニエール病および脳血管障害に良好な効果が臨床報告されている．

補足． 頭鍼療法と，経頭蓋磁気刺激，反復経頭蓋磁気刺激

　経頭蓋磁気刺激（TMS）および反復経頭蓋磁気刺激（rTMS）は，①非侵襲的，②頭蓋骨を介して大脳皮質に効率的かつ限局的に刺激を与える，③神経変性疾患，不随意運動，脳血管障害の後遺症，慢性疼痛，うつなどの精神疾患への治療ができる，など頭鍼療法と共通し，TMS，rTMSの知見は頭鍼療法の今後に重要である．以下にTMS，rTMSの概要とモデルを示す．

経頭蓋磁気刺激（TMS）：非侵襲的に脳を電気刺激する．頭皮上に1000アンペア級の電流が流れて発生するパルス磁場によって誘導される渦電流により頭皮から2～3cm，灰白質と白質の境界あたりまでを持続時間200マイクロ秒で，興奮させる（図1）．

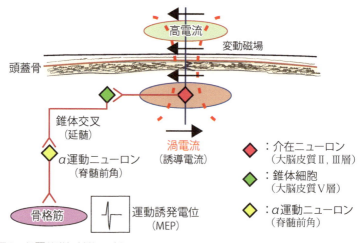

図1　経頭蓋磁気刺激モデル
（中村元昭：精神神経雑誌，114(11)：1231-1249, 2012より引用，改変）

　経頭蓋磁気刺激法の原理は，磁気刺激装置で生み出される電気エネルギーを刺激コイルで磁気エネルギーに変換して，脳組織内で誘導された渦電流により神経細胞を電気刺激するものである．渦電流は頭蓋骨に平行に誘発され，主に第Ⅱ層のニューロンが刺激される．それを介して錐体細胞が興奮して，錐体交叉で反対側への脊髄前角のα運動ニューロンが発火され，運動誘発電位を生じる．

<u>反復経頭蓋磁気刺激(rTMS)</u>：経頭蓋磁気刺激の規則正しい反復．刺激頻度が1Hzを超える高頻度刺激は大脳皮質を興奮させ，弱い低頻度刺激は低下させる．脳卒中後遺症，うつ病などで有効性が報告されている(図2).

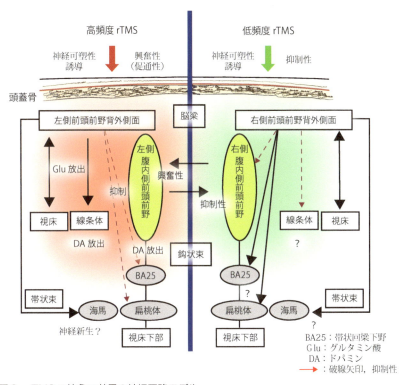

図2　rTMSの抗うつ効果の神経回路モデル
(中村元昭：精神神経雑誌，114(11):1231-1249, 2012より引用，改変)

　高頻度刺激rTMS(左)は視床や線条体にグルタミン酸の放出を促進し，それによるドパミンを放出させる．その一方，帯状回梁下野や扁桃体を抑制する．

　低頻度刺激rTMS(右)の作用は不明な点が多いが，左側前頭前野背外側面の高頻度刺激の効果と反対に抑制する．

　左右の脳半球は，脳梁を介して左側の高頻度rTMSが右側前頭前野背外側面を抑制する一方で，右側の低頻度rTMSが左側前頭前野背外側面を興奮させる．

補足．頭鍼療法と，経頭蓋磁気刺激，反復経頭蓋磁気刺激

付. 主要参考図書

吉岡郁夫・他：体表解剖学．南江堂，東京，1978 年．
窪田金次郎，G.H. シューマッハー：図説体表解剖学．朝倉書店，東京，1992 年．
伊藤 隆：解剖学講義．南山堂，東京，2001 年．
坂井健雄，松村譲児・監訳：プロメテウス解剖学アトラス．医学書院，東京，2007 年．
北京中医薬大学・他：中国鍼灸学概要，人民衛生出版社，北京，1979 年．
楊 長森，何 樹槐：鍼灸治療学，上海科学技術出版社，上海，1996 年．
王 徳深：中国鍼灸穴位通鑑（下巻）．青島出版社，上海，2004 年．
焦 順発：頭鍼．山西人民出版社，山西，1982 年．
王 富春，于 仙玫，鄧 瑜：頭鍼療法．人民出版社，北京，2003 年．
宋 一同，王 振全等：頭鍼学，海洋出版社，北京，2010 年
朱 明清：朱氏頭皮鍼．旺文社股份有限公司，新北市，2013 年．
王 暁明：カラー版・経穴マップ第 2 版．医歯薬出版，東京，2013 年．

索　引

WHO/WPRO 国際標準頭鍼

欧文

A 点　156
B 点　156
D 点　157
E 点　157
MS　2

あ行

胃区　135
胃脊点　147
胃脊内点　147
印堂内点　145
陰陽点　144
陰陽内点　145
運動区　131
運動前区　149
運平　142
運用区　133
暈聴　133

か

下肢陰区　146
下肢部　140
下肢陽区　147
角孫後八卦　153
角孫前八卦　153
角孫八卦　152
膈下点　147
額 5 鍼　149
額区　2, 32, 33, 34, 35
額側Ⅰ線　32
額側Ⅱ線　32
額側Ⅲ線　32
額中線　32
額頂帯　136
額旁 1 帯　136
額旁 2 帯　136
額旁Ⅰ線　32
額旁Ⅱ線　32
額旁Ⅲ線　32
額面区　146
感覚区　131

き

記憶　142
嗅覚　142
胸腔区　135

け

頚部　140
下焦　141
下焦区　146
血管舒縮区　132
血線　147
剣突点　146
剣突内点　146
言語　142
言語 2 区　133
言語 3 区　133

こ

呼循　142
後頭区　2, 44, 45, 46, 47
後頭八卦　155
国際標準頭鍼（案）　2
腰陽関　147

さ

臍点　146
臍内点　146
三角区　146

し

刺激区域　2
思惟　141
眦枕線　145
視覚　142
視区　134
朱氏頭鍼　136
書写　142

焦氏頭鍼　130
顳 3 鍼　148
顳後線　36
顳後帯　138
顳前線　36
顳前帯　138
上肢陰区　146
上肢部　140
上肢陽区　147
上焦　141
上焦区　146
信号　142
神庭八卦　154

す・せ

頭維八卦　154
生殖区　135
静線　147
前後正中線　130, 144
前後正中内線　144
前頭区　2
前庭区　147

そ

足運感区　134
側頭区　2, 36, 37, 38, 39
側頭後斜線　36
側頭後線　36
側頭前斜線　36
側頭前線　36

た

体幹部　140
大椎点　147
大椎内点　147

ち

中焦　141
中焦区　146
頂結後帯　137

頂結前帯　137
頂耳線　145
頂顳後斜線　36
頂顳前斜線　36
頂顳帯　138
頂枕帯　139
頂旁Ⅰ線　40
頂旁Ⅱ線　40
聴覚　142
枕下側線　44
枕下旁線　44
枕外隆起内点　145
枕区　2
枕上正中線　44
枕上側線　44
枕上旁線　44
枕頂区　147

て

天突点　146
天突内点　146

と

倒象　143
倒臓　143
頂中線　40
湯氏頭鍼　144
頭頂Ⅰ線　40
頭頂Ⅱ線　40
頭頂区　2, 40, 41, 42, 43
頭頂線　40
頭部　140

は・ひ

背区　147
眉枕線　130
百会後八卦　151
百会小八卦　150
百会前八卦　151
百会大八卦　150
百会中八卦　150

161

ふ

附加運動区　149
舞踏震戦控制区
　　132
風線　147

伏象　140
伏臓　141

へ・ほ

平衡　142
平衡区　134

方氏頭鍼　140

や行

山元氏頭鍼　156
陽関点　147
陽関内点　147

腰骶区　147

ら行

劉氏頭鍼　150
林氏頭鍼　148

解剖用語・その他一般用語

欧文

RA　125
rTMS　158, 159
rTMS の抗うつ効果の神経
　回路モデル　159
SLE　125
TIA　68
TMS　158
VDT 作業による障害　82

あ

アキレス腱炎　89
アキレス腱周囲炎　89
アキレス腱断裂　89
アテトーシス　72
アトピー性皮膚炎　104
アルコール依存症　64
アレルギー性鼻炎　112
あせも　106

い

いびき　121
胃痛　122
胃不快感　122
異汗性湿疹　106
息切れ　120
一次運動野　7, 18, 23, 30
一次体性感覚野　6, 18, 21,
　30
一過性脳虚血発作　68
咽喉症候　111

う

運動性言語野　30
運動野　22
暈鍼　56

お

オズグッド病　87
悪心　121
嘔吐　121

か

かぜ症候群　120
がん　127
下水平線　30
下腿の症候　88
仮性近視　110
花粉症　112
過誤　56
鵞足炎　87
快速捻転法　51
外陰そう痒　101
外陰痛　101
外側溝　18
咳嗽　120
角結膜炎　110
肩こり　92
汗疹　106
汗疱　106
感覚性言語野　30
関節リウマチ　125
眼瞼下垂　110
眼精疲労　109

き

ギヨン管症候群　94
ギラン・バレー症候群　74
急性上咽頭炎　111
急性放射線障害　81
胸郭出口症候群　91
胸痛　120
強迫神経症　60
強迫性障害　60
棘波　53
筋萎縮性側索硬化症　71
禁忌　56

け

げっぷ　121
下痢　123
経頭蓋磁気刺激　158
経頭蓋磁気刺激モデル　158
脛骨神経麻痺　88

痙性対麻痺　71
頸肩腕症候群　92
頸椎症性脊髄症　90
頸椎捻挫　90
頸部神経根症　90
月経異常　100
月経困難症　100
月経前症候群　100
倦怠感　118, 127
腱板損傷　91
腱板断裂　91

こ

コンパートメント症候群
　88
ゴルフ肘　93
五十肩　91
交叉刺法　52
更年期障害　102
後垂直線　30
後頭神経痛　77
高血圧　119
高山病　81
言葉の遅れ　118

さ

坐骨神経痛　77, 102
三叉神経痛　77

し

シンスプリント　88
ジストニー　72
ジャンパー膝　87
じん麻疹　105
矢状線　30
刺入法　50
刺絡　55
視覚野　30
視床痛　76
耳鳴　111
自律神経障害　70
膝関節滑液包炎　87
膝関節の症候　87

索　引

163

瀉血　55
瀉血療法　55
尺骨神経麻痺　93
手関節の症候　94
手根管症候群　94
朱明清　136
周期性四肢麻痺　75
十二経脈　4
重症筋無力症　75
小児てんかん　114
小児の重症筋無力症　114
小児の注意欠如・
　多動性障害　115
小児麻痺　115
消化器症状　127
焦順発　130
上水平線　30
上腕骨外側上顆炎　93
上腕骨内側上顆炎　93
食欲不振　119
職場不適応症　83
心気症　62
心身症　63
心臓神経症　64
心的外傷後ストレス障害
　61
身体化障害　62
神経因性膀胱　97
振動障害　82
振動法　51
進気法　51
鍼具　50
鍼法　52
腎透析のケア　98
腎・尿管結石　96

す

ストロフルスによる痒疹
　105
頭蓋骨後面　16, 17
頭蓋骨前面　10, 11
頭蓋骨側面　12, 13
頭蓋骨頭頂面　14, 15
頭痛　76
睡眠障害　62

せ

正中神経麻痺　93
性機能障害　65
斉刺法　52
脊柱管狭窄症　86
折鍼　56
接触皮膚炎　104
摂食障害　61
舌咽神経痛　77
全身性エリテマトーデス
　125
前骨間神経麻痺　93
前垂直線　30
前頭眼野　22
前腓骨神経症候群　88
前立腺炎症候群　97
喘息　120

そ

疎密波　53
総腓骨神経麻痺　88
足関節靭帯損傷　89
足関節の症候　89
足根管症候群　89

た

多汗症　106
多発ニューロパチー　73
体性感覚野　20
対刺法　52
帯下　101
帯状疱疹　106
滞鍼　56
大脳機能野の投影　30
大脳半球の葉　18
脱毛症　107
単純疱疹　106
痰　120
断続波　53

ち

チック障害　65
置鍼　50
中心後回　6, 21

中心前回　7, 23
中垂直線　30
中枢性疼痛　76
肘関節の疾患　93
肘部管症候群　93
抽気法　51
腸脛靭帯炎　87
聴覚野　30

つ

痛風　124

て

テニス肘　93
てんかん　66
低血圧　119
提挿法　51
電気パルス　53
電鍼法　53

と

ドケルバン病　94
ドライアイ　109
疼痛　127
疼痛性障害　62
湯頌延　144
統合失調症　59
橈骨神経麻痺　93
糖尿病　123
頭鍼　2
頭鍼治療のためのライン　30
頭鍼の沿革　3
頭鍼の現代説　6
頭鍼の古典説　4
頭鍼の名称　2
頭鍼の流派　3
頭鍼療法，環境・職業因子
　による疾患　80
頭鍼療法，緩和医療　126
頭鍼療法，眼科疾患　108
頭鍼療法，産婦人科疾患
　99
頭鍼療法，耳鼻咽喉科疾患
　108
頭鍼療法，小児疾患　113

頭鍼療法，神経・筋疾患 67
頭鍼療法，精神疾患 58
頭鍼療法，整形外科疾患 84
頭鍼療法，内科疾患 117
頭鍼療法，皮膚疾患 103
頭鍼療法，泌尿器系疾患 95
頭皮 29
頭皮鍼 2
頭皮への血液循環 29
頭部外傷後遺症 69
頭部の横断面 29
頭部の静脈 25
頭部の神経知覚域 26, 27, 28
頭部の動脈 24
動悸 120
動揺病 79
特発性顔面神経麻痺 74

な
難聴 111

に
ニコチン依存症 64
乳房痛 101
妊娠悪阻 102
妊娠腰痛 102
認知症 59

の
のぼせ 118
乗り物酔い 79
脳機能野の体表区画 30
脳性麻痺 115
脳卒中 68
脳葉 18

は
ハムストリング症候群 87
ハンチントン病 69
バセドウ病 124
バックハンドテニス肘 93
パニック障害 60
パーキンソン病 70
排尿障害 98
麦粒腫 110
反復経頭蓋磁気刺激 158, 159

ひ
皮内鍼 54
皮膚そう痒症 104
冷え性（症） 118
肥満 119
腓骨神経麻痺 88
微鍼療法 3

ふ
フォアハンドテニス肘 93
ブローカ領野 22
ブロードマンの領野 19
不良反応 56
腹痛 122

へ
ベル麻痺 74
ベーチェット病 107
片側バリズム 72
変形性膝関節症 87
便秘 123

ほ
ほてり 118
方雲鵬 140
膀胱炎 96
勃起障害 65
本態性振戦 79

ま
慢性上咽頭炎 111

み
ミオクローヌス 72

む
むちうち損傷 90
虫さされ 105
胸やけ 121

め
メニエール病 78
メージュ症候群 73
めまい 78

も
ものもらい 110

や
やせ 119
夜驚症 116
夜尿症 116
薬疹 105
薬物依存 63
山元敏勝 156

よ
腰椎椎間板ヘルニア 86
腰椎変形性脊椎症 86
腰痛症 85

り
リンパ 29
劉柄權 150
林学儉 148

れ
連続波 53

ろ
肋間神経痛 77

わ
弯鍼 56

【著者略歴】

王　暁明　医学博士

1982年　中国遼寧中医薬大学中医学部卒業
1983年　中国遼寧中医薬大学鍼灸学部助手，講師
1991年　同大学大学院鍼灸修士課程，中医基礎理論
　　　　博士課程を修了，医学博士
2004年　鈴鹿医療科学大学准教授
2008年　鈴鹿医療科学大学教授
2011年　帝京平成大学ヒューマンケア学部鍼灸学科
　　　　教授
現在　　帝京平成大学ヒューマンケア学部鍼灸学科
　　　　教授，中国遼寧中医薬大学客員教授

頭鍼臨床解剖マップ　　　　ISBN978-4-263-24066-3
2015年2月10日　第1版第1刷発行
2025年4月20日　第1版第2刷発行（復刻）

著者　王　　暁　明
発行者　白　石　泰　夫

発行所　**医歯薬出版株式会社**

〒113-8612　東京都文京区本駒込1-7-10
TEL.（03）5395-7641（編集）・7616（販売）
FAX.（03）5395-7624（編集）・8563（販売）
https://www.ishiyaku.co.jp/
郵便振替番号　00190-5-13816

乱丁，落丁の際はお取り替えいたします．　　　印刷・真興社／製本・榎本製本
© Ishiyaku Publishers, Inc., 2015. Printed in Japan

本書の複製権・翻訳権・翻案権・上映権・譲渡権・貸与権・公衆送信権（送信可能化権を含む）・口述権は，医歯薬出版（株）が保有します．
本書を無断で複製する行為（コピー，スキャン，デジタルデータ化など）は，「私的使用のための複製」などの著作権法上の限られた例外を除き禁じられています．また私的使用に該当する場合であっても，請負業者等の第三者に依頼し上記の行為を行うことは違法となります．

[JCOPY]＜(社)出版者著作権管理機構　委託出版物＞
本書を複写される場合は，そのつど事前に（社）出版者著作権管理機構（電話03-3513-6969，FAX　03-3513-6979，e-mail:info@jcopy.or.jp）の許諾を得てください．

経穴はこの『カラーアトラスマップ』で簡単理解！
WHO/WPRO標準経穴部位の完全カラーイラスト版

王 暁明（帝京平成大学 ヒューマンケア学部鍼灸学科 教授）著

カラー版 経穴マップ 第2版
イラストで学ぶ 十四経穴・奇穴・耳穴・頭鍼

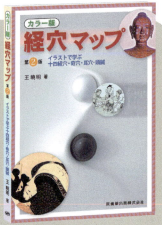

カラーイラストでWHO/WPRO標準経穴部位をナビゲートした経穴アトラスの決定版！

A4判 240頁
定価（本体3,800円＋税）
ISBN978-4-263-24048-9

十四経脈とその前の由来，主治から，気血・耳穴・頭鍼まで網羅．経穴と，その局所解剖を精密なカラーイラストによりわかりやすく示した本格的な経穴アトラス．

主な目次 第1章 経穴の基礎／第2章 十四経脈の経穴／第3章 経穴と局所解剖／第4章 要穴／第5章 奇穴／第6章 耳穴・頭穴

経穴臨床解剖マップ

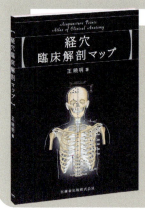

臨床ですぐ役立つ **カラー版** 経穴アトラスマップ！
A5判 124頁 定価（本体1,800円＋税）ISBN978-4-263-24057-1

臨床取穴のために必要な経穴の基礎となる「解剖学的体表指標」，「骨度法」，「同身寸法」をカラーイラストでわかりやすく示した臨床経穴アトラス．

主な目次 第1章 経穴の基礎／第2章 局所の体表解剖と経穴／第3章 十四経脈・奇経の気血流注

耳穴臨床解剖マップ

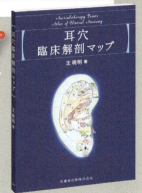

耳経穴を臨床応用するための **カラー版** 経穴アトラスマップ！
A5判 116頁 定価（本体2,000円＋税）ISBN978-4-263-24059-5

臨床耳穴のために必要な基礎知識である耳穴の解剖，体表解剖などをカラーイラストで示し，耳穴の臨床テクニックなど解説したアトラス書．

主な目次 第1章 耳穴の基礎／第2章 耳穴の部位／第3章 耳穴の臨床／第4章 耳穴のテクニックと禁忌症

医歯薬出版株式会社 〒113-8612 東京都文京区本駒込1-7-10 TEL03-5395-7610 FAX03-5395-7611 http://www.ishiyaku.co.jp/